# NIEUWE CORONAVIRUS

# HANDLEIDING

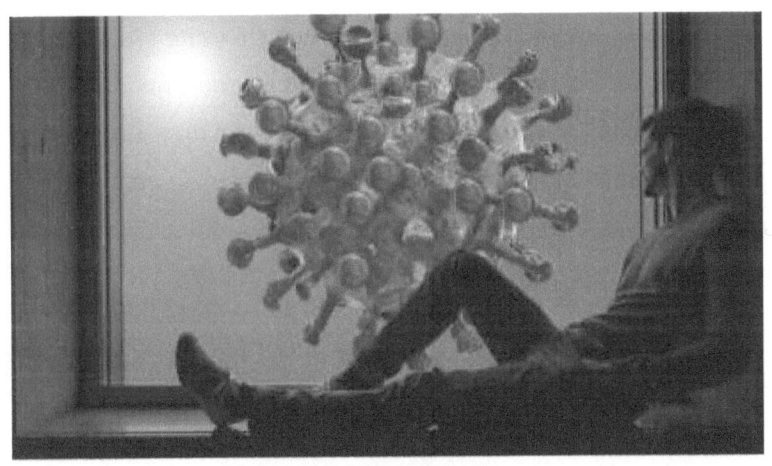

Dr. Mario Vega Carbó

Endocrinoloog

Editie 2021

-Volume N ° 1-

# Over de auteur

**Mario Vega Carbó** is een Cubaanse arts die gespecialiseerd is in endocrinologie, voeding en huisartsgeneeskunde, met meer dan 20 jaar ervaring.

Hij werd in 1994 ontvangen aan het Institute of Medical Sciences of Havana (ISCMH) en vervolgde zijn opleiding met het behalen van een Master in Satisfactory Longevity, een diploma in Diagnostic Ultrasound en verschillende specialisaties in Higher Medical Education and Endocrinology.

Zijn carrière begon bij het gemeentelijk directoraat voor gezondheid van La Lisa en ging verder op het Nationaal Instituut voor Endocrinologie en de Polikliniek op 26 juli in Cuba. Sinds 2014 werkt hij als endocrinoloog bij de Vega & Vado Clinic in Managua, Nicaragua.

Mario is ook een professor in medische pathofysiologie en een liefhebber van goed doen, familie en natuur.

Eerder publiceerde hij *"Ik beantwoord 1.500 vragen over hormonen, metabolisme en voeding"*, waarin hij uitleg geeft over de oorzaken van de belangrijkste endocriene ziekten, hun meest voorkomende symptomen, hun risico's en de beste manier om ze te behandelen.

Ook *"Onthulling van mythen: metabolisme, endocrinologie en reproductie"*, dat de waarheid vertelt over populaireovertuigingen met betrekking tot voeding, obesitas, diabetes, cholesterol, hypertensie, haaruitval, puberteit, onvruchtbaarheid,seksualiteit en anticonceptie; *Nieuwe Coronavirus Handleiding* volume 1, is een van de teksten die bedoeld zijn om het grote publiek te begrijpen.

*Online aanwezigheid:*

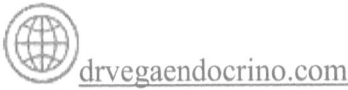
drvegaendocrino.com

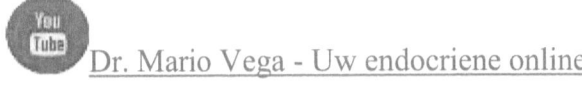
Dr. Mario Vega - Uw endocriene online

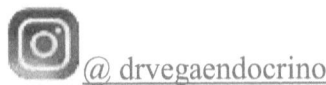
@ drvegaendocrino

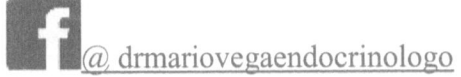
@ drmariovegaendocrinologo

*Op aarde, de enige die de voorkeur geniet in deze pandemie.
De glorie van de Heer voor elke overledene,
en mijn condoleances aan zijn familie en vrienden.
Een beroep op het gezond verstand van de hele mensheid.
Mijn oneindige liefde voor mijn familie en mijn vrienden.
Mijn grootste respect voor mijn collega's en voor alle
gezondheidswerkers.*

# Deel 1

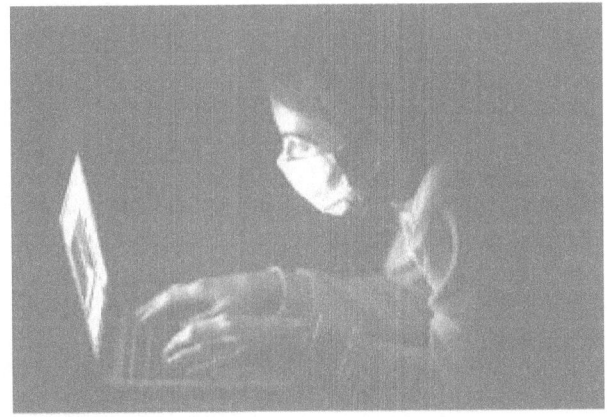

*Gericht op het grote publiek, om u te helpen het nieuw ontdekte nieuwe coronavirus en de ziekte die het veroorzaakt beter te begrijpen.*

# Inleiding tot volume 1

*Coronavirus en pandemieën in het tijdperk van globalisering*

We leven in een tijd die gemarkeerd zal zijn in de geschiedenis. Tot een paar maanden geleden had bijna niemand gehoord van het coronavirus en de ziekten die het veroorzaakt. Echter, vandaag is deze ziekte is op iedereen 's lippen en de gevolgen ervan sumi Eron om de wereld in een wereldwijde crisis en sociale ongekend.

Naast het zorgwekkende gezondheidsprobleem, heeft gedwongen verlamming van activiteiten ernstige gevolgen voor de economieën van de meeste landen, wat leidt tot recessie, isolement en onzekerheid.

Maar *hoe is het mogelijk dat een virus dat in China is ontstaan, de gezondheid en de productieve ontwikkeling van de mensheid in gevaar brengt?*

Globalisering en de voortdurende beweging van mensen en goederen maken ons allemaal blootgesteld aan de latente dreiging van een pandemie.

Sinds het begin van de eenentwintigste eeuw, andere virale ziekten besmettelijk, zoals vogelgriep, respiratory syndrome Midden-Oosten (MERS), SARS en het virus van deÉ balpreannounced de mogelijkheid dat een crisis zou zo'n.

In korte tijd verspreidde het nieuwe coronavirus zich over de hele wereld en dwingt de ernst van de situatie extreme maatregelen om te proberen te voorkomen dat ze zich verspreiden.

Net zoals de zwarte pest of de pokken in zijn tijd, deze ziekte vormt een uitdaging van nieuwe uitdagingen en vereist geen oplossingen vedosas voor vencerl aan.

Hij kwam niet ver beton is uitgehard hebben, de beste manier om enfrentarl naar is door middel van kennis, onderzoek en d APERS technieken bewezen om controlarl tot en prevenirl aan.

In deze context, Dr. Mario Vega Carbo presenteert een nieuw boek over de COVID -19, met als doel het verstrekkenvaninformatie aan de algemene bevolking en de gezondheid van het personeel in het bijzonder.

Met de eenvoudige taal die wij hebben gebruikt, de specialistverdiept zich in de wereld van virale ziekten, waardoor het bereik van een handmatige SIRV enbegeleiding te begrijpen beter om het nieuwe coronavirus,de gevolgen en de gevolgen daarvan.

Daarin analyseert het zijn geschiedenis en kenmerken, de manier waarop het wordt overgedragen, de meest voorkomende symptomen en de complicaties die het veroorzaakt in het menselijk lichaam.

Het onderzoekt ook de groepen die het grootste risico lopen en de preventie- en beschermingsmaatregelen die op persoonlijk, lokaal, nationaal en internationaal niveau moeten worden genomen om verspreiding te voorkomen.

Het evalueert ook de soorten behandelingen die beschikbaar zijn en de manier waarop patiënten die door de ziekte zijn getroffen, moeten worden verzorgd en beheerd.

Als inleiding beantwoordt Dr. Mario de basisvragen over dit virus:

*- Dokter, ¿q hoed is in het bijzonder het nieuwe coronavirus?*

Is de veroorzaker van een nieuwe ziekte,vannominadaanhet officieel als COVID -19 door de World Health Organization(WHO), is een ziekte van de luchtwegen vergelijkbaar met de griep, maar zeer besmettelijk.

P verwekker ertenece de familie van coronavirussen, waarvaneen aantal virussen die zijn oorzaak van eenkoude gemeenschappelijke voorwaarden strenger, z oals het Midden-Oosten Respiratory Syndrome (MERS-CoV) en Severe Acute Respiratory Syndrome (SARS - CoV).

*-Wat zijn uw meest voorkomende symptomen?*

De meest voorkomende symptomen zijn hoest, keelpijn en hoofdpijn, loopneus, kortademigheid, vermoeidheid enkoorts.

De meeste mensen nemen tussen de 2 en 14 dagen om aan te tonen symptomen na besmetting en in het algemeen, deze signalen duurt n één week en na die meestal geen verbetering.

Echter, bij mensen met een zwak immuunsysteem, of verschillende onderliggende ziekten, zoals bij ouderen, de aandoeningkan ernstiger zijn en veroorzaken longontsteking, een bronchitis, nierfalen, hartschade en i ven de dood, dus het is van essentieel belang om alle soorten van zorg s.

-Hoe wordt deze ziekte verspreid?

De ziekte van COVID -19 wordt verspreid door directcontactof met secreties van geïnfecteerde mensen, zoalsspeekseldruppels die worden verdreven door hoesten of niezen.

T ook Ocar een object of oppervlak dat het virus heeft en vervolgens de hele s kant s van de mond, ogen of neus voor het wassen van de juiste manier.

-Hoe wordt deze aandoening gediagnosticeerd?

S om deze ziekte te bevestigen en hebben speciale laboratoriumanalyse van monsters respiratoire of van bloed.

Ze bestuderen de genetische markers van het virus om het te identificeren en andere aandoeningen uit te sluiten.

*-Hoe is het COVID -19?*

Op dit moment is er geen specifieke behandeling voor deze ziekte, maar artsen kunnen medicijnen voorschrijven voor pijn of koorts.

In de meeste gevallen herstellen mensen door te rusten en veel vocht te drinken, en de symptomen verdwijnen binnen enkele dagen vanzelf.

Wanneer de patiënt heeft ademhalingsproblemen, kan je niet vocht vast te houden, of andere reeds bestaande aandoeningen, is het belangrijk dat u contact opnemenonmiddellijk met een arts om de stappen te zien.

Hetzelfde die behoren tot risicogroepen zoals personen m Ayores, zwanger of mensen met gecompromitteerd immuunsysteem.

*-Hoe kunnen we de verspreiding ervan voorkomen?*

Om te voorkomen dat de overdracht van l naar COVID - 19wordt aanbevolen l avarse handen regelmatig enspecialmente voor het eten en na het gaan naar de badkamer, het geluid is de neus, hoesten of niezen.

Indien dit niet kan gebruiken desinfectiemiddel p ara alcoholbasis de hand, met ten minste één 60% van deze verbinding.

Je moet ook voorkomen dat je je ogen, neus en mond aanraakt; en desinfecteren van voorwerpen en oppervlakkengebruik dagelijks met reinigingssprays.

Het gebruik van maskers of gezichtsmaskers is aan te raden, niet zozeer als een algemene maatregel, vooral als voor degenen die de ziekte hebben en het voorkomen van de verspreiding, of voor degenen die professioneel is de gezondheid.

Als je hoest of niest, bedek jezelf dan met een zakdoek of de elleboogmouwen, vermijd het gebruik van je handen.

Aan de andere kant kun je een griepprik krijgen als je het dit seizoen nog niet hebt ontvangen.

Vergeet niet dat we met meer informatiebeter voorelkaarkunnen zorgen en de risico's op overdracht kunnen verminderen.

Ik nodig u uit om deze handleiding te lezen om erachter te komen alles wat u nodig heeft over de COVID -19 en virale ziekten besmettelijk.

# Deel I. Afweer, luchtwegen en virussen

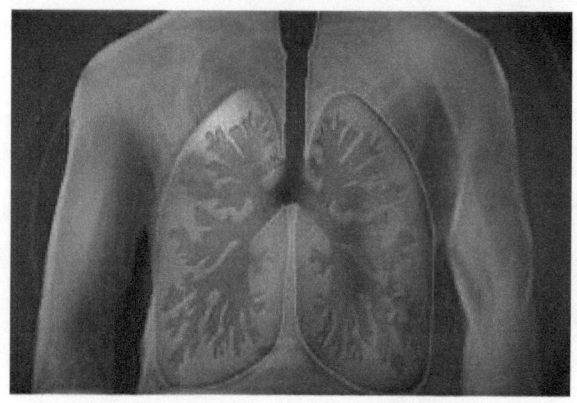

# 1. Soorten immuniteit

*-Dokter Mario, wat is het immuunsysteem?*

Het immuunsysteem is de natuurlijke afweervan hetlichaamtegen infecties en ziektekiemen.

Het bestaat uit cellen, weefsels en organen die samenwerken om bepaalde ziekteverwekkers op te sporen, te bestrijden en te vernietigen voordat ze schade aan het lichaam veroorzaken.

*-Hoe werkt dit systeem?*

Om het binnendringen van ziektekiemen te voorkomen, heeft het lichaam externe barrières zoals de huid en het slijmvlies. Wanneer deze worden overwonnen, komen ziekteverwekkers het lichaam binnen en beginnen het het te beschadigen.

Om deze aanval te bestrijden heeft het immuunsysteem een eerste verdedigingslinie die wordt gevormd door leukocyten of witte bloedcellen. Deze cellen bevinden zich in het bloed en kunnen ter bescherming naar verschillende plaatsen in het lichaam worden verplaatst.

Zodra ze de intrede van micro-organismen of vreemde stoffen detecteren, dringen de leukocyten de weefsels binnen en genereren ze bij contact met de indringers antilichamen om ze te vernietigen.

*- Waar verwijst het concept immuniteit naar?*

Immuniteit is een e tate natuurlijke of verworven weerstand tegen sommige bezitten of s individuen of species tegen de aanval van een infectie of een toxisch middel.

In de geneeskunde verwijst dit concept naar de bescherming die het immuunsysteem het lichaam biedt tegen ziekten.

*-Hoeveel soorten immuniteit zijn er?*

Er zijn twee soorten: de aangeboren en de verworven.

De eerste is een immuniteit die beschikbaar is door overerving of door biologische middelen. Sommige individuen of soorten hebben het kenmerk dat ze bepaalde ziekten niet lijden of overdragen, zelfs als ze nooit in contact zijn geweest met de agent die ze veroorzaakt.

De aangeboren immuniteit verwijst ook naar het afweersysteem waarmee je geboren bent.

Verworven daarentegen is een soort immuniteit die wordt bereikt na blootstelling aan een bepaalde ziekteverwekker. In deze gevallen genereert het lichaam antilichamen en "onthoudt" het de indringer en bouwt het een specifieke verdediging op om een soortgelijke nieuwe infectie in de toekomst te voorkomen.

*-Kunt u ons voorbeelden geven van elk type immuniteit?*

De hoestreflex, maagzuur, slijm en tranen zijn voorbeelden van aangeboren immuniteit.

Ondertussen is de bescherming verkregen door vaccins een geval van verworven immuniteit.

## 2. Humorale en cellulaire immuniteit

*-Wat is humorale immuniteit?*

Het is een soort verworven immuniteit waarbij het immuunsysteem potentieel gevaarlijke binnendringende middelen herkent en antilichamen aanmaakt om ze te vernietigen.

Wanneer de bedreiging is geëlimineerd, slaan cellen deze informatie op in het geheugen zodat ze sneller kunnen reageren op toekomstige aanvallen door dezelfde kiem.

*-Wat is cellulaire immuniteit?*

Is andere immuniteit waarin verworven, tegen een binnendringende middel, cellen immuunsysteem vrijgevenenkele specifieke stoffen die cytokines genoemd te vernietigen hen, zonder tussenkomst van antilichamen.

*-Wat is het verschil tussen beide typen?*

In grote lijnen kunnen we zeggen dat humorale immuniteit werkt tegen extracellulaire micro-organismen en cellulaire immuniteit tegen intracellulaire micro-organismen.

In de eerste vindt de aanval plaats met antilichamen die mogelijk gevaarlijke stoffen inactiveren of markeren om te worden vernietigd, terwijl ze in de tweede rechtstreeks door cellen worden aangevallen.

## 3. Actieve en passieve immuniteit

*-Wat is actieve immuniteit?*

Het is een soort verworven immuniteit waarbij ons eigen lichaam specifieke antilichamen tegen een bepaalde ziekteverwekker aanmaakt na er last van te hebben gehad.

Een voorbeeld hiervan zijn vaccins, waarbij verzwakte virussen aan het lichaam worden toegediend, zodat het lichaam er een duurzame en resistente afweer tegen maakt.

*-Wat is passieve immuniteit?*

Het is een soort verworven immuniteit waarbij de antilichamen tegen een bepaalde indringer worden geproduceerd door een ander organisme dan de persoon.

Dit zijn bijvoorbeeld de afweer die van moeder op kind wordt overgedragen via melk of de placenta, of wanneerbloedserum van een immuundonor wordtgeleverdaan een zieke patiënt.

## 4. Afweer tegen biologische agentia

*-Wat zijn biologische agentia?*

Biologische agentia zijn al die micro-organismen die in staat zijn elke vorm van infectie, allergie of toxiciteit voor mensen te veroorzaken.

Deze kunnen verschillende vormen en maten hebben. De bekendste zijn virussen, bacteriën, schimmels, menselijke endoparasieten (protozoa en wormen) en prionen.

*-Wat zijn virussen?*

Virussen zijn of ODY s zeer eenvoudig opgebouwd, laagceste volgen in bepaalde cellen, met behulp van hun metabolisme.

Het zijn hele kleine ziektekiemen die levende cellen binnendringen en ze gebruiken om zich te vermenigvuldigen, waardoor ze beschadigd raken, muteren, afsterven of ziek worden.

Deze bureaus zijn verantwoordelijk voor de productie van besmettelijke ziekten zoals licht koud iado, influenza,de AIDS, pokken, mazelen en COVID -19.

*-Hoe is de verdediging tegen deze biologische agentia?*

Wanneer een aanval plaatsvindt, probeert het lichaam eerst te voorkomen dat deze indringers binnenkomen. Als ze erin slagen om in te voeren, en l immuunsysteem zoekt manierenom te vechten hen en vernietigen ze.

In het geval dat deze acties niet helemaal effectief zijn, nestelen pathogenen zich in het lichaam en veroorzaken ziekten.

## 5. Anatomie van de luchtwegen

*-Wat zijn de luchtwegen?*

De luchtwegen zijn de organen die ademen mogelijk maken.

De cellen van ons lichaam hebben zuurstof nodig om te leven.Door middel van ademhaling komt zuurstof ons lichaam binnen en zorgt ervoor dat de kooldioxide die door cellen wordt gegenereerd, kan ontsnappen wanneer ze hun werk doen.

*-Welke organen maken deel uit van de luchtwegen?*

Het ademhalingssysteem bestaat uit de neus, keelholte, strottenhoofd, luchtpijp, bronchiën, bronchiolen en longen.

Daarnaast zijn er bij de ademhaling ook verschillende structuren betrokken, zoals het middenrif en de intercostale spieren.

*-Wat gebeurt er met zuurstof zodra het ons lichaam binnenkomt?*

Wanneer het ons lichaam binnenkomt, wordt het ingeademd in de longen en gaat het door de dunne membranen van de longblaasjes in de bloedbaan.

Daar vangt hemoglobine het op in rode bloedcellen en stroomt het naar het hart, dat dit zuurstofrijke bloed via de bloedvaten naar de weefsels van het lichaam pompt.

## 6. Barrières, slijmvliezen en ademhalingsepitheel

*-Hoe komen ziektekiemen ons lichaam binnen via de luchtwegen?*

Wanneer we ademen, is de lucht die ons lichaam binnenkomt niet helemaal schoon.

Het bevat chemicaliën en organische deeltjes zoals stof, bacteriën, schimmels, virussen en pollen die schadelijk kunnen zijn voor onze gezondheid.

*-Wat zijn de afweermechanismen van het ademhalingssysteem?*

Het ademhalingssysteem heeft een aantal fysieke barrières om het binnendringen van ziektekiemen te voorkomen.Dezeomvatten neusharen, slijmvliezen, hoesten en niezen.

Wanneer deze afweer de intrede en ontwikkeling van ziekteverwekkers niet kan voorkomen, wordt het immuunsysteem zelf operationeel.

*-Wat zijn slijmvliezen?*

De slijmvliezen zijn een reeks membranen die het hele ademhalingssysteem, van het strottenhoofd tot de bronchiën, omhullen om het te beschermen. Hiervoor scheiden ze een dichte en kleverige substantie af die de binnenwanden van deze organen bedekt.

Wanneer schadelijke stoffen via de luchtwegen het lichaam binnendringen en neushaar overwinnen, worden ze aangetrokken door dit slijmerige slijm, waar ze vast komen te zitten en vervolgens via de neus en mond worden uitgestoten.

*-Wat gebeurt er als we niezen of hoesten?*

Wanneer te grote deeltjes het lichaam binnenkomen om te worden gevangen door de kleverige substantie van het slijmvlies, activeert het lichaam noodmechanismen om te proberen ze te verdrijven.

In het geval van niezen en hoesten, is er een stimulatie van zenuwreceptoren, die met grote snelheid een grote hoeveelheid lucht uit het lichaam verwijderen en proberen ook een vreemd lichaam te slepen.

*-Wat is het ademhalingsepitheel?*

Dit epitheel is een weefsel dat het oppervlak, de holtes en de kanalen van de luchtwegen bedekt, het bevochtigt en beschermt.

Het werkt als een barrière tegen vreemde deeltjes en ziekteverwekkers en voorkomt infectie en schade.

## 7. Acute luchtweginfecties

*-Wat zijn acute luchtweginfecties?*

Het zijn luchtweginfecties met een evolutie van minder dan 15 dagen die van persoon op persoon kunnen worden overgedragen.

Ze kunnen licht, matig of ernstig zijn en vormenwereldwijd een belangrijke doodsoorzaak, vooral bij kinderenonder de 5jaar en volwassenen ouder dan 65 jaar.

*-Wat zijn de meest voorkomende symptomen van een acute luchtweginfectie?*

De meest voorkomende symptomen zijn koorts, hoesten, lethargie en ademhalingsmoeilijkheden. Ook keelpijn, hoofdpijn,pijn op de borst en gewrichten.

*-Wat is de belangrijkste complicatie die deze infecties kunnen veroorzaken?*

In ernstige gevallen kunnen deze infecties longontsteking veroorzaken, waarbij een bepaald virus of een bepaalde bacterie een longontsteking veroorzaakt.

Deze ziekte wordt gekenmerkt door symptomen zoals hoge koorts, koude rillingen, hevige pijn op de borst, hoesten en afscheiding en kan dodelijk zijn.

## 8. Meest voorkomende respiratoire virussen

*-Wat zijn de meest voorkomende respiratoire virussen?*

De meest voorkomende virussen zijn de Virus Respiratory S INCI t ial de R inoviru s, influenza en adenovirus.

*- Wat is de Virus Respiratory Sinci t ial?*

Het is een virus dat long- en luchtweginfecties veroorzaakt, voornamelijk bij baby's, jonge kinderen en oudere volwassenen.

De symptomen variëren afhankelijk van de leeftijd van de geïnfecteerde. Over het algemeen zijn ze matig en omvatten hoest, verstopte neus en lage koorts.

In ernstigere gevallen kunnen ademhalingsmoeilijkheden en blauwe verkleuring optreden als gevolg van zuurstofgebrek.

*-Wat is rhinovirus?*

Het is een virus dat verkoudheid, faryngitis, oorontstekingen en sinusitis kan veroorzaken. In enkele gevallen ook longontsteking en bronchiolitis.

Rhinovirus is een van de meest voorkomende menselijke ziekteverwekkers en kan gemakkelijk van persoon tot persoon worden verspreid.

*-Wat is griep?*

Het is het griepvirus, dat vooral de neus, keel en longen aantast. Het is gemakkelijk besmettelijk en heeft een incubatietijd van 1 tot 3 dagen.

De symptomen zijn vergelijkbaar met die van verkoudheid, hoewel iets meer plotseling en plotseling. Deze omvatten een loopneus, niezen en keelpijn.

Dit virus verdwijnt meestal vanzelf, maar in sommige gevallen kan het tot ernstigere complicaties leiden.

*-Wat zijn adenovirussen?*

Ze zijn een type virus dat, naast de luchtwegen, de membranen van de ogen, darmen, urinewegen en het zenuwstelsel kan infecteren.

Ze veroorzaken onder andere koorts, verkoudheid, conjunctivitis, diarree, bronchitis en longontsteking.

Adenovirussen vallen mensen van elke leeftijd aan, hoewel ze vaker voorkomen bij kinderen.

## 9. Over - bacteriële infecties

*-Wat zijn bacteriën?*

L bacteriën zijn eencellige micro-organismen die gedijen in verschillende soorten omgevingen. De meeste zijn niet schadelijk en sommige zijn zelfs essentieel voor het menselijk lichaam, zoals degenen die betrokken zijn bij de vertering van voedsel.

Echter, ongeveer 1% kan schadelijk zijn voor de gezondheiden de oorzaak ziekte.

*-Hoe verschillen ze van virussen?*

Virussen zijn kleiner en noodzaak van levende gastheren voor s obrevivir omdat ze niet hun eigen mechanismen. L zoalsbacteriën, echter, hebben de mogelijkheid om te groeienen te reproduceren zelf.

Vanuit medisch oogpunt is het belangrijkste verschil echter dat antibiotica vaak bacteriën doden, maar niet effectief zijn tegen virussen.

*-Wat is bacteriële superinfectie?*

Het is een concept dat in de geneeskunde wordt gebruikt voor gevallen van een virale luchtweginfectie waaraan een bacteriële complicatie wordt toegevoegd.

Wanneer dit gebeurt, zorgen de bacteriën ervoor dat het virus zich gemakkelijker kan vermenigvuldigen en vice versa, waardoor de infectie erger wordt en zelfs dodelijk kan zijn.

## 10. Complicaties van de bovenste en onderste luchtwegen

*-Hoe worden luchtweginfecties geclassificeerd?*

Ze worden geclassificeerd als hoog en laag, afhankelijk van het getroffen gebied.

Hoge bezettende van l als put s neus is de stembanden in het strottenhoofd, door middel van de sinussen en het middenoor.

De verliezen omvatten op hun beurt de verliezen die optreden van de luchtpijp en de bronchiën naar de bronchiolen en longblaasjes.

*-Wat zijn de meest voorkomende complicaties van de bovenste luchtwegen?*

De meest voorkomende zijn rhinitis (verkoudheid), sinusitis, influenza, oorinfecties, tonsillitis, faryngitis en laryngitis.

De overgrote meerderheid van deze infecties is mild en heeft een natuurlijk begin en einde na een bepaalde periode.

*-Wat zijn de meest voorkomende complicaties van de onderste luchtwegen?*

In dit geval zijn b ronchiolitis, influenza en longontsteking de meest voorkomende.

In het algemeen zijn infecties van de onderste luchtwegen meestal ernstiger dan infecties van de bovenste luchtwegen.

# Deel II.
## Virologie, coronavirus en COVID -19

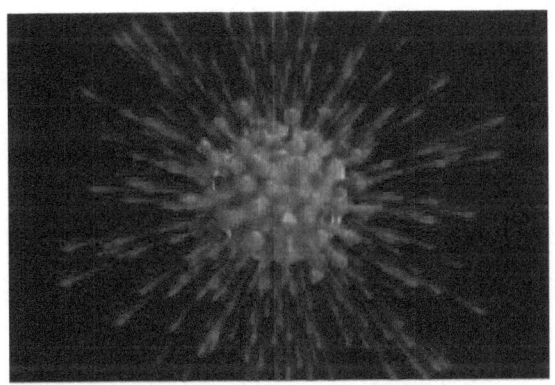

## 11. Typen en kenmerken van niet-respiratoire virussen

-*Dokter Mario, hoe worden virale infecties geclassificeerd?*

Deze infecties worden geclassificeerd op basis van het orgaan dat het meest door het virus is aangetast. Naast luchtweginfecties zijn er onder andere virale gastro-intestinale, lever-, neurologische en huidinfecties.

-*Wat kunt u ons vertellen over gastro-intestinale virale infecties?*

L virale gastroenteritis wordt meestal verspreid door contact met besmette mensen of voedsel of het eten van verontreinigde vloeistoffen. De meest voorkomende verschijnselen zijn onder meer diarree,demaagkrampen, hetbraken en de koorts.

Van deze virussen treft rotavirus meestal kinderen; non-rovirus voor oudere kinderen en volwassenen; en astrovirus en adenovirus bij zuigelingen en jonge kinderen.

-*En virale leverinfecties?*

Onder deze ziekten is hepatitis. A wordt overgedragen via de fecaal-orale route; B door verschillendelichaamsvloeistoffenzoals bloed, sperma en speeksel; en C seksueel of door bloed.

Bijkomend of THERS virus dat van invloed kan zijn op l leverzijn cytomegalovirus, Epstein-Barr, de gele koorts en rode hond.

*-Hoe zijn virale neurologische infecties?*

Dit is een variabele groep van infecties die het centrale zenuwstelsel aantasten en de oorzaken kunnen infectieuze agentia zijn van verschillende virale groepen, evenals bacteriën en ook schimmels.

Binnen virussen is er een groep die arbovirussen wordt genoemd, omdat ze over het algemeen op de mens worden overgedragen door de beet van geleedpotigen die bloed opnemen, zoals muggen en teken.

De meeste gevallen van encefalitis, waarbij sprake is van hersenontsteking als gevolg van infectie, zijn viraal.

*-Welke andere soorten niet-respiratoire virussen worden beter herkend?*

Onder andere kunnen we het noemen herpesvirus dat veroorzaakt klierkoorts, herpes labialis en genitale en waterpokken, onder andere ziekten.

Ook de virus humaan papillomavirus, waardoorbeschadigingvan het epitheel zoals de wratten.

Andere gevallen zijn de mazelen- en bofvirussen en hiv, dat seksueel wordt overgedragen via bloed of moedermelk en aids veroorzaakt.

## 12. Griep en virussen agressiever voor de luchtwegen

*-Wat is de griep en wat veroorzaakt het?*

De griep is een virale luchtweginfectie die de neus, keel en longen infecteert. Het wordt veroorzaakt door het griepvirus dat van persoon tot persoon wordt verspreid en zich gemakkelijk verspreidt.

Wanneer een patiënt hoest, niest of praat, stoot hij kleine druppeltjes lucht uit die in de mond of neus van mensen in de buurt kunnen vallen.

Daarnaast is het ook mogelijk om besmet te raken door een voorwerp of oppervlak dat het virus heeft aan te raken en deze hand vervolgens door de mond, neus of ogen te halen.

*-Welke complicaties kan de griep met zich meebrengen?*

In ernstige gevallen kan het leiden tot longontsteking(ontsteking van de longen), ecefalitis (ontsteking van de hersenen), myocarditis (ontsteking van het hart), eningitis(ontsteking van de hersenvliezen) en onvulsies.

*-Wat zijn de meest agressieve respiratoire virussen?*

In aanvulling op de griep, onder hen kunnen we de f vermelden iebre Marburg hemorrhagische virus, het É bal, hantavirus, vogelgriep, varkensgriep (H1N1) en coronavirus.

-*Wat is hemorragische koorts in Marburg?*

Het is een ziekte die wordt veroorzaakt door een van de dodelijkste virussen, met een sterftecijfer van 90%. Het veroorzaakt ernstige koorts, hoofdpijn, toevallen enbloedinguit het slijmvlies, de huid en de inwendige organen. Momenteel zijn er geen vaccins om het te bestrijden.

-*Wat is het Éball- virus?*

Het is een virus dat lijkt op het vorige en dat bloedingen door het hele lichaam, koorts en diarree veroorzaakt. Het sterftecijfer is het 70% en tot op heden er is geen vaccin.

-*Wat is hantavirus?*

Is een groep van virussen die worden verspreiddoorde blootstelling aan de uitwerpselen van knaagdierenbesmet.Ze veroorzaken koorts en long- en nierfalen.

-*Wat is vogelgriep?*

Het is een soort griep die vooral vogels treft, maar ook op mensen kan worden overgedragen. De meest voorkomende symptomen zijn hoge koorts, diarree, braken, buikpijn en bloeding. Het sterftecijfer is 70%.

*-Wat is varkensgriep (H1N1)?*

Het is een soort griep die door varkens wordt overgedragen. De meest voorkomende symptomen zijn koorts, hoofdpijn, hoesten, misselijkheid en braken.

## 13. Coronavirus: typen, hun vorm en structuur

*-Wat zijn coronavirussen?*

De coronavirussen zijn een grote familie van virussen die verschillende aandoeningen veroorzaken, van een gewone verkoudheid tot meer ernstige ziekten zoals respiratory syndrome Midden-Oosten (MERS-CoV) en Severe Acute Respiratory Syndrome (SARS-CoV).

De SARS-CoV-2, die de ziekte veroorzaakt COVID -19, is een nieuwe stam die niet had al eerder gevonden bij de mens.

*-Hoeveel soorten coronavirussen zijn er?*

Er zijn een groot aantal coronavirussen die bij dieren ademhalings-, gastro-intestinale, lever- en neurologische aandoeningen veroorzaken.

Hiervan zijn er momenteel slechts 7 die bij mensen ziekten kunnen veroorzaken. Ze worden HCovs (Human coronavirus) genoemd.

*-Wat is de vorm en structuur van coronavirussen?*

Deze familie van B-virus en het coronavirus genoemd omdat wanneer gezien vanuit een microscoop oppervlakkenheeft n - vormige uiteinden s kroon.

De structuur bestaat uit een behuizing met daarin een enkele streng van ribonucleïnezuur (RNA, het genetische materiaal van het virus), en een membraan lipide ic tot glycoproteïne projecteren verscheidene eiwitten met di fferent functies.

Onder hen zorgt proteïne S ervoor dat het virus decellenkan binnendringen, proteïne E is essentieel om anderen te infecteren en proteïne N stelt hen in staat genetisch materiaal te verbergen.

## 14. Classificatie van coronavirussen

*-Wat zijn de zeven coronavirussen die mensen treffen?*

De vier meest voorkomende zijn HCoV-229E, HCoV-OC43, HCoV-NL63 en HCoV-HKU1. Deze zijn niet gevaarlijken komen vooral voor bij niet-levensbedreigende verkoudheden. S en is van mening dat de meeste mensen hebben afweer ontwikkeld tegen hen en worden geïmmuniseerd.

Van de overige drie was het eerste dat voorkwam ernstig acuut ademhalingssyndroom (SARS-CoV). Het ontstond in China in 2002 en veroorzaakte 800 doden, met een dodelijk ongeval van 9,6%.

De tweede was het ademhalingssyndroom in het Midden-Oosten (MERS-CoV), dat in 2012 uitbrak en zich verspreidde naar 27 landen in Azië, Europa, Afrika en Noord-Amerika. Het was dodelijker dan het vorige (34,5%) en veroorzaakte 850 doden.

De derde is het huidige SARS-CoV-2- coronavirus, dat eind 2019 in China opdook en zich bijna overal ter wereld verspreidde. S of snelheid van mortaliteit relatief laag in vergelijking met de andere twee, van tussen 3 en 4%, maar zo massief tol veel hoger.

## 15. Door dieren overgedragen coronavirussen

-*Wat zijn de dieren die coronavirussen overdragen?*

Er zijn veel wilde dieren die ziekteverwekkers zijn en mogelijke overbrengers zijn van besmettelijke ziekten. Onder degenen waarvan we weten dat ze het coronavirus kunnen huisvesten, zijn vleermuizen, civetkatten, dassen, bamboeratten en wilde kamelen.

*-Hoe worden coronavirussen van dieren op mensen overgedragen?*

Over het algemeen treedt dit type besmetting op wanneer mensen de ruimtes binnenkomen waar wilde dieren leven en wanneer ze worden opgejaagd om te eten of om te worden verkocht.

Bepaalde dieren zijn gewend om met bepaalde virussen te leven. Het probleem doet zich voor wanneer de mens met deze dieren omgaat en het virus muteert om zich in andere soorten te nestelen en te overleven.

Hoewel het dier dat de huidige uitbraak van het coronavirus veroorzaakte nog steeds niet is bevestigd, wijzen theorieën op vleermuizen. De overdracht van deze dieren op mensen had na de mutatie kunnen plaatsvinden via een of meer tussengastheren.

*-Waarom ontstaan deze uitbraken over het algemeen in het Oosten?*

Een van de redenen is het grote aantal inwoners dat veel van deze landen hebben.

De snelle verstedelijking die deze regio's doormaken, waar al bijna 60% van de wereldbevolking leeft, dwingt ze ruimtes binnen te gaan waar wilde dieren leven. Dit dwingt een grotere nabijheid tot menselijke en huisdierenpopulaties, waardoor besmetting wordt vergemakkelijkt.

Aan de andere kant zorgen de eetgewoonten van deze landen, waaronder vleermuizen en slangen onder andere wilde dieren, vaak voor dit soort ontwikkeling, zoals eerder is gebeurd bij vogel- en varkensgriep en bij coronavirussen.

*- Kunnen onze huisdieren coronavirus doorgeven?*

Tot dusver is er geen bewijs dat gezelschapsdieren, zoals honden of katten, dit type virus kunnen overdragen.

## 16. Weerstand in verschillende omgevingen

*-Hoe lang kunnen coronavirussen in omgevingen leven?*

In het algemeen is deze klasse van virussen in staat zijn om een aantal uren overleven op gladde oppervlakken en is i de temperatuur en vochtigheid zijn adecuad tot s, kunnen ze zelfs dagen duren.

Het is echter mogelijk om ze snel inactief te laten door gewone desinfectiemiddelen te gebruiken of door ze aan hogere temperaturen bloot te stellen.

*-Wanneer gaat het nieuwe coronavirus in de lucht?*

Het nieuwe coronavirus zou in de lucht minstens 30 minuten kunnen overleven.

*- Hoe overleeft u het nieuwe coronavirus in andere omgevingen?*

Hoewel er is nog steeds geen overtuigende gegevens, een studie uitgevoerd in China geeft aan dat e l overlevingstijd van het nieuwe coronavirus bij verschillende omgevingstemperaturen is als volgt:

- Lucht bij 10-15 °C: 4 uur.

- Hoest daalt bij 25 °C: 24 uur.

-Handen bij 20-30 °C: minder dan 5 minuten.

- Kleding bij 10-15 °C: minder dan 8 uur.

- Hout bij 10-15 °C: 48 uur.

- Roestvrij staal bij 10-15 °C: 24 uur.

## 17. Verschillen tussen COVID -19 en eerdere coronavirussen

*-Wat zijn de verschillen tussen het nieuwe coronavirus en de vorige?*

Zoals gezegd, hoewel de COVID -19 minder dodelijk is veel besmettelijk, waardoor snel verspreiden.

Wat betreft de incubatietijd (de tijd tussen infectie en het optreden van de symptomen van de ziekte), ligt die van het nieuwe virus tussen 2 en 14 dagen, terwijl die van SARS tussen 2 en 7 dagen is en de MERS 6 dagen.

## 18. Virulentie van SARS-CoV-2

*-Hoe besmettelijk en virulent is het nieuwe coronavirus?*

Voor het meten van de virulentie zou moeten overwegen zowel de besmettelijkheid en de dodelijkheid. Het SARS-CoV-2 zeer besmettelijk ys of snelheid leta teit ligt tussen 3 en 4 procent. Dit betekent dat hij is bijna twee keer meer besmettelijk dan de griep en daarom sterfte, hoewel lager dan de griep, het bouwt snel.

Het is echter minder dodelijk dan eerdere coronavirussen: het sterftecijfer voor SARS is 9,6 procent en voor MERS 34,5 procent.

*-Wat is het verschil tussen epidemie en pandemie?*

Epidemie is een ziekte die zich al enige tijd door eenbepaald land verspreidt en tegelijkertijd een groot aantal mensen treft.

Dit wordt een pandemie wanneer de ziekte zich naar veel landen verspreidt of bijna alle individuen in een plaats of regio aanvalt.

*-Waarom is dit virus een pandemie geworden?*

Vanwege de antigene mutaties waaraan het virus lijdt, hebben mensen geen immuniteit tegen deze stam.

Dit, naast het feit dat er meer dan één transmissieroute is, zorgde ervoor dat de COVID -19 zich over bijna de hele wereld verspreidde, waardoor een aanzienlijk aantal mensen werd getroffen.

## 19. Immuniteit l tot COVID -19

*-Kunnen mensen immuniteit ontwikkelen tegen het nieuwe coronavirus?*

Het is nog te vroeg om een antwoord te geven. Op dit moment zijn er geen wetenschappelijke gegevens over de duur van de beschermende immuunantistoffen die worden gegenereerd bij patiënten die de ziekte hadden en genezen waren.

Deze patiënten kunnen echter worden beschermd tegen toekomstige infecties.

*- Deze herstelde mensen zouden hun hele leven immuun zijn voor het virus?*

Algemeen de antilichamen beschermende plaatsvinden twee weken na infectie en kan duren enkele weken of zelfs vele jaren in het lichaam, het voorkomen van herinfectie.

Antilichamen
opgewekt tegen mazelenzorgen bijvoorbeeldvoor een levenslange immuniteit. Ondertussendurendegenendie zijn gemaakt tegen coronavirussen die een verkoudheid veroorzaken tussen de één en drie jaar.

*-Hoe was de immuniteit in SARS- en MERS-gevallen?*

De meeste mensen die besmet raakten met SARS, ontwikkelden een langdurige immuniteit, variërend van acht tot tien jaar. In het geval van MERS was het veel korter. Er wordt geschat dat de immuniteit 1 aan COVID -19 zou kunnen zijn ten minste 1 of 2 jaar, maar er zijn geen concrete gegevens te respecteren.

*-Welke voordelen zouden kunnen genereren die immuun zijn voor het virus?*

Immuunde mensen kunnen de ernstig zieken helpen verzorgen totdat een vaccin is vrijgegeven. Bovendien zouden hun antilichamen kunnen worden geleverd aan patiënten in nood met behulp van bloedserum.

Aan de andere kant is het verhogen van de immuniteit ook de manier waarop de pandemie wordt overwonnen, aangezien het virus aan kracht verliest en zelfs kwetsbare doelgroepen minder worden blootgesteld aan besmetting, omdat er minder mensen zijn om te infecteren.

# Deel III. Risico's en overdracht tussen mensen

## 20 . Epidemiologische kenmerken

- *Doctor Mario, wat zijn de epidemiologische fasen l tot COVID -19?*

Het nieuwe coronavirus heeft sinds zijn ontstaan vier stadia doorlopen: eerst begon het als een lokale uitbraak, daarna ging het door met een gemeenschapsuitzending en ging het verder met een algemene besmetting, die eerst een epidemie werd en uiteindelijk een pandemie.

*-Hoe was de ontwikkeling van deze fasen?*

In het geval van China, waar de uitbraak is ontstaan, vond de lokale fase vooral plaats op de Wuhan-markt, waar onder meer zeevruchten, octopus, slangen, vleermuizen endassen werden verkocht.

Vervolgens viel de gemeenschapsuitzending de hele stad Wuhan aan, via rechtstreeks persoonlijk contact.

Uiteindelijk verspreidde de verspreiding zich snel door het hele land en verspreidde zich vervolgens naar de rest van de wereld.

*-Hoe was de transmissiedynamiek in het Chinese geval?*

In stap aanvankelijk de gemiddelde incubatietijd van het virus was 5,2 dagen s. Ondertussen verdubbelde het aantalgeïnfecteerde mensen elke 7,4 dagen en het tijdsinterval van overdracht van de ene persoon naar de andere was 7,5 dagen.

Het wordt geschat dat elk infecteren patiënt ofaan tussen 2,2 en 3,8 personen gemiddeld. Wat betreft de leeftijd van de getroffenen, was 87 procent mensen tussen de 30 en 79 jaar oud.

Van de totale gevallen was 81 procent mild, 14 procent ernstig en 5 procent kritiek.

*-Wat was het gemiddelde tijdsinterval tussen het begin van de ziekte en de ziekenhuisopname?*

In milde gevallen het interval was 5,8 dagen.

In ernstige gevallen was het interval tot ziekenhuisopname 7 dagen en 8 dagen tot diagnose.

Ten slotte was voor sterftegevallen het interval tot diagnose 9 dagen en 9,5 dagen tot overlijden.

*-Hoe lang duurt de infectie door dit virus?*

De duur van de ziekte verschilt van persoon tot persoon. Milde symptomen bij een gezond persoon kunnen binnen een paar dagen, meestal ongeveer een week, vanzelf verdwijnen, zoals in het geval van griep.

Het herstel van een patiënt met andere gezondheidsproblemenkan daarentegen weken in beslag nemen en in ernstige gevallen levensbedreigend zijn.

## 21. Meest voorkomende transmissieroutes

- *Hoe propageert de COVID -19?*

Deze ziekte wordt verspreid door direct contact of met afscheidingen van geïnfecteerde mensen, zoals hoestbuien of niezen.

Ook door een voorwerp of oppervlak met het virus aan te raken en vervolgens uw handen door uw mond, ogen of neus te laten gaan voordat u ze goed wast.

De manieren van vermeerdering worden in ieder geval nog onderzocht.

*-Kan de ziekte via de lucht worden overgedragen?*

Studies tot nu toe wijzen erop dat dit virus voornamelijk wordt overgedragen door contact met de luchtwegen en niet door de lucht.

Echter, er zijn berichten te bevestigen dat de verspreiding van het virus in de lucht meer wordt ondersteund dan wat wordt beschouwd als aan het begin van het pand EMIA.

*-Is het mogelijk om deze ziekte te krijgen door contact met een persoon die geen symptomen heeft?*

Een ingeademd 's got a s verdreven door iemand hoesten of niezen belangrijkste bron van infectie, het risico op het oplopenvan de ziekte van iemand die is niet aanwezig op de borden is laag.

Veel mensen met COVID -19 vertonen echter slechts n mildesymptomen. Zo is is het mogelijk om te krijgen van het virus van iemand die bijvoorbeeld heeft slechts een milde hoest en niet sient en ziek.

*-Is het mogelijk om deze aandoening te verspreiden door contact met de ontlasting van een zieke?*

Hoewel uit de eerste onderzoeken blijkt dat het virus in sommige gevallen in de ontlasting van besmette mensen kan voorkomen, lijkt het besmettingsrisico laag.

Echter, hoewel er weinig kans, is het raadzaam l avarse handen regelmatig nadat ze naar de badkamer en voor het eten.

*-Kan de ziekte van moeder op kind worden overgedragen?*

De eerste studies geven aan dat er geen verticale overdracht is voor, tijdens en na de bevalling van besmette moeders op nakomelingen. Het onderzoek gaat in ieder geval door.

*-Is het veilig om een geïnfecteerde persoon de hand te schudden? Ik bedoel.*

Nee. Respiratoire virussen kunnen aan het schudden handen worden overgedragen en vervolgens het aanraken van uw ogen, neus en mond.

Het is het veiligst om te voorkomen dat contact physicoom de groet of maak een gebaar, een helling van het hoofd of een boog. Ik bedoel.

- *Helpen rubberen handschoenen bij het voorkomen van virusinfectie? Ik bedoel.*

Nee. Het feit dat ze worden gebruikt, voorkomt besmetting niet, want als de persoon zijn gezicht met de handschoen aanraakt, kan het virus op dezelfde manier worden overgedragen als met de hand.

- *Mag ik krijg l te COVID -19 voor een bloedtransfusie?*

Momenteel is er geen bewijs dat dit coronavirus kan worden overgedragen via een bloedtransfusie.

## 22 . Transmissie door luchtdruppels

*-Hoe is de overdracht door druppelgebieden?*

Druppels klein sferoïdale deeltjes bevattende water, met een diameter van 5 micró meters. De luchtwegen worden voornamelijk gegenereerd bij hoesten, niezen of spreken.

Deze druppels worden op een of twee meter afstand van de persoon die ze afgeeft, weggegooid en kunnen een persoon infecteren die in de buurt is en ze inademt.

Vanwege de afmetingen niet en gewicht, blijven de druppelsniet in de lucht gedurende een lange tijd en snel op de grond vallen.

*-Welke andere aandoeningen worden overgedragen via ademhalingsdruppels?*

In aanvulling op de COVID -19 onder andere virussen overgedragen op deze wijze zij omvatten influenza, coronavirus SARS, het adenovirus, het rhinovirus, de myco plasma, de groep streptococcus en de meningococcus.

*-In welke andere omstandigheden kunnen ademhalingsdruppels worden gegenereerd?*

Deze druppels kunnen ook worden gegenereerd tijdensinvasieve luchtwegprocedures, zoals aspiratie of bronchoscopie,tracheale intubatie, longreanimatie en hoeststimulerende bewegingen, zoalspositieveranderingen in bed of kloppen op de rug.

*-Hoe gaat de overdracht door de lucht?*

Dit type besmetting staat bekend als aërosoltransmissie.Aerosolen suspensies van kleine deeltjes of druppeltjes van m enes van 5 micró meters diameter met pathogenen.

Op het moment dat de Wereld Gezondheids Organisatie heeft gezegd dat er onvoldoende bewijs is om te suggereren dat de COVID -19 wordt overgebracht door de lucht, met uitzondering van bepaalde medische contexten, zoals wanneer geïntubeerd om een geïnfecteerde patiënt.

Maar ome wetenschappers beweren dat er is bewijs is dat voorlopig is dat zij dit type infectie zou kunnen zijn.Daarom wordt aanbevolen om voorzorgsmaatregelen te nemen, zoals het verhogen van de ventilatie van de kamers, om de risico's te verminderen.

## 23 . Overdracht door indirect contact

*-Hoe verloopt de overdracht door indirect contact?*

Dit type overdracht vindt plaats wanneer de druppels die het virus bevatten, worden afgezet op het oppervlak van een object, zoals een mobiele telefoon of wanneer we een ladder passeren.

Als een persoon die objecten aanraakt en vervolgens zijn handdoor zijn mond, ogen of neus haalt, kan hij geïnfecteerdraken.

*-Hoe lang overleeft dit virus op een oppervlak?*

Momenteel is het niet zeker. In het algemeen is deze klasse van virussen in staat zijn om een aantal uren overleven op gladde oppervlakken en is i de temperatuur en vochtigheid zijn adecuad tot s, kunnen ze zelfs dagen duren.

49

Het is echter mogelijk om ze snel inactief te laten door gewone desinfectiemiddelen te gebruiken of door ze aan hogere temperaturen bloot te stellen.

*-Is het veilig om een pakket te ontvangen uit een gebied waar COVID- gevallen zijn gemeld -19?*

Ja, de kans om het virus op te lopen door contact met een pakket dat is behandeld, vervoerd en blootgesteld aan verschillende omstandigheden en temperaturen is erg laag.

*-Welke beschermingsmaatregelen kunnen worden genomen om dit type infectie te voorkomen?*

Het is van essentieel belang om te wassen van de handen regelmatig met water en zeep of desinfecterende die alcohol bevatten. We moeten ook t vermijden ocarse ogen, neus en mond.

Aan de andere kant is het ook belangrijk om alledaagse voorwerpen en oppervlakken te desinfecteren met reinigingssprays.

## 24 . Risico's voor nauwere contacten

*-Wat wordt er bedoeld met nauw contact?*

Nauwe contacten zijn allen die een relatie hebben met een geïnfecteerde of vermoedelijke patiënt.

Dit omvat bijvoorbeeld iedereen die met die persoon woont, studeert of werkt en ook degenen die hetzelfde transport of dezelfde lift deelden.

*-Wat gebeurt er bij een patiënt in het ziekenhuis?*

In dit geval worden nauwe contacten met de artsen, ziekenhuispersoneel, familie of vrienden die met de patiënt zijn geweest zonder effectieve beschermingsmaatregelen tijdens hun verblijf in het medisch centrum overwogen.

Ook aan andere patiënten en hun metgezellen die dezelfde kamer delen met de geïnfecteerden.

## 25 . Medische observatie voor contacten gedurende 14 dagen

*-Waarom moeten nauwe contacten een 14-daagse quarantaine ondergaan?*

De incubatietijd (de tijd tussen infectie en het optreden van ziektesymptomen) van het nieuwe virus is tussen 2 en 14 dagen.

Daarom is het belangrijk om nauwe contacten te beschermen en te controleren om te detecteren of ze besmet zijn en om te voorkomen dat ze de ziekte op meer mensen overdragen.

*-Wat wordt vermeden met deze maatregel?*

Deze mensen kunnen enkele dagen symptoomvrij zijn nadat ze zijn geïnfecteerd. Is t of middelen om volledig gezond lijken maar zijn het overbrengen van de ziekte aan anderen zonder het te weten dat.

Met quarantaine wordt deze mogelijke besmetting voorkomen. Daarom is het belangrijk dat mensen niet wachten tot de tekenen van de ziekte zichzelf lijken te isoleren.

## 26. Snijden van de transmissieketting

*-Wat is sociale afstand?*

Sociale afstand is een maatregel die door volksgezondheidsfunctionarissen wordt aanbevolen om de verspreiding van een ziekte die van persoon op persoon wordt overgedragen, te verminderen.

C kip besmet met het virus worden gehandhaafd Zet weg of is van anderen, niet kan infecteren iedereen. Op deze manier zijn er minder zieken tegelijkertijd.

*-Waarvoor dient sociale afstand?*

Deze maatregel dient om de kans op overdracht van ziekten te verkleinen. Als het correct en op grote schaal wordt gedaan, breekt of verkleint sociale afstand de besmettingsketen.

Dit helpt kwetsbare doelgroepen te beschermen en vermindert de zorglast in ziekenhuizen, waardoor de ineenstorting van het gezondheidssysteem wordt voorkomen.

*-Wat betekent sociale afstand nemen?*

Dit concept houdt in dat een afstand van meer dan twee meter met andere mensen wordt gelaten; en vermijd drukte, massabijeenkomsten en familie- en vriendenbijeenkomsten binnenshuis.

Vermijd ook handen schudden, andere mensen knuffelen of kussen; en geen kwetsbare mensen bezoeken, zoals in verpleeghuizen of ziekenhuizen, baby's of mensen met een aangetast immuunsysteem.

In geïrrigeerde gebieden moet iedereen zoveel mogelijk thuis blijven om de verspreiding van het virus te voorkomen.

*-Welke omvangrijke maatregelen worden er in de getroffen gemeenschappen genomen om de sociale afstand te vergemakkelijken?*

In veel van de getroffen of kwetsbare gemeenschappen worden algemene quarantaines vastgesteld. Dit omvat de sluiting van niet-essentiële fabrieken, kantoren, banken, scholen,theaters, bioscopen, winkelcentra, restaurants, sportscholen en winkels, en de opschorting van shows ensportieve, culturele en sociale evenementen.

Sommige landen hebben ook hun grenzen gesloten en verbieden burgers om zonder rechtvaardiging naar buiten te gaan.

## 27 . Risicogroepen die vatbaarder zijn voor besmetting

*-Zijn er mensen die het risico lopen het te krijgen dan anderen?*

Om het als een nieuwe stam van het virus dat niet had al eerder te vinden in het wezen is menselijk s, we zijn allemaal vatbaar voor is voor het niet hebben immuniteit.

Bij blootstelling aan het virus kan iedereen besmet raken, of ze nu een normale immuunfunctie hebben of niet.

Bijvoorbeeld, ik hildren veel risico om de ziekte als volwassenen. Over het algemeen zijn de symptomen bij hen echter milder dan bij oudere mensen.

*- Zijn er mensen die meer risico lopen als ze besmet zijn?*

Ja, mensen ouder dan 60 jaar, mensen met luchtweg- of hart- en vaatziekten en mensen met aandoeningen zoals diabetes lopen een hoger risico op infectie.

Ook bij mensen met een slechte immuunfunctie, zoals ouderen, zwangere vrouwen of mensen met een lever- of nierfunctiestoornis, vordert de ziekte relatief snel en zijn de symptomen ernstiger.

# Deel IV. Gevallen, kliniek en mogelijke complicaties

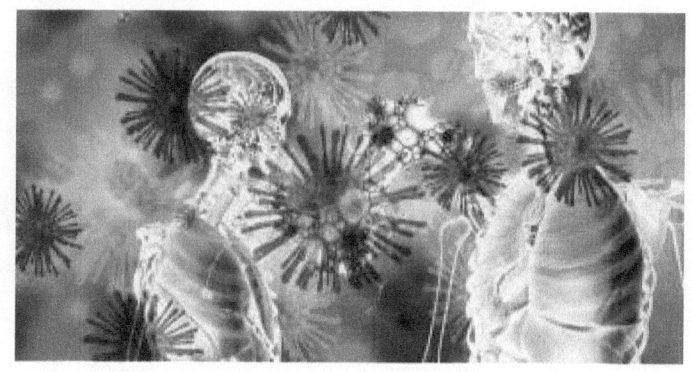

## 28 . Subklinische gevallen

*- Doctor Mario, Z C hoed zijn de klinische verschijnselen van l naar COVID -19?*

Over het algemeen is koorts het eerste dat bij deze patiënten verschijnt, hoewel sommige alleen rillingen en ademhalingssymptomen hebben.

Dit kan onder andere gepaard gaan met kortademigheid, droge hoest, vermoeidheid en diarree. Ondertussen zijn loopneus en slijm zeldzaam.

Aan de andere kant vertonen röntgenfoto's op de borstkenmerkenvan virale longontsteking en tijdens het beginstadiumvan de ziekte is het aantal witte bloedcellen normaal of lager dan normaal, terwijl het aantal lymfocyten kan afnemen.

*-In welke percentages treden deze symptomen op aan het begin van de infectie?*

Koorts komt in 88% van de gevallen voor. Terwijl droge hoest voorkomt bij 67%, vermoeidheid bij 38%, ademhalingsmoeilijkheden bij 19% en spierpijn bij 15% .

*-Hoe is de evolutie van de ziekte gewoonlijk?*

De meeste patiënten hebben een goede prognose en de symptomen verdwijnen binnen enkele dagen.

In andere gevallen kan het herstel echter enkele weken in beslag nemen en kritisch en zelfs levensbedreigend worden.

## 29. Verdachte gevallen

*-Wat wordt beschouwd als een verdacht geval van COVID - 19?*

Terwijl alle mensen vatbaar zijn, en besmette ster, worden drie gevallen beschouwd als zeer sospech beer s:

Een patiënt met een acute luchtweginfectie die plotseling koorts, hoest of ademhalingsmoeilijkheden heeft, zonder enige andere verklarende oorzaak, en met een voorgeschiedenis van reizen of wonen in een regio die de afgelopen jaren lokale of gemeenschapsoverdracht van de ziekte heeft gemeld 14 dagen.

Een patiënt met een acute luchtwegaandoening die in de afgelopen 14 dagen voorafgaand aan het begin van de symptomen in nauw contact is geweest met een bevestigd of waarschijnlijk geval van COVID -19.

Een patiënt met acute luchtweginfectie met koorts, hoest of kortademigheid waarvoor ziekenhuisopname vereist is zonder enige andere reden om dit ziektebeeld te verklaren.

*-Wat wordt beschouwd als een waarschijnlijk geval van COVID -19?*

Elk vermoed geval van COVID -19 waarbij laboratoriumtestsniet doorslaggevend waren, wordt waarschijnlijk genoemd.

## 30. Bevestigde gevallen

*- Wat wordt beschouwd als een bevestigd geval van COVID -19?*

Op deze manier wordt iedereen met een positievelaboratoriumbevestiging van het virus overwogen, ongeacht de klinische tekenen of symptomen die ze vertonen.

*-En de gevallen weggegooid?*

Dit zijn verdachte gevallen waarin laboratoriumtests om het virus op te sporen negatief waren.

## 31. Meest voorkomende symptomen van de ziekte

*- Wat zijn de meest voorkomende symptomen van l naar COVID -19?*

Zoals we hebben besproken, zijn de meest voorkomende symptomen koorts, hoesten, keelpijn of hoofdpijn, kortademigheid of ademhalingsmoeilijkheden, koude rillingen en algemeen ongemak.

Er kan ook een loopneus en slijm zijn, hoewel ze in deze gevallen zeldzaam zijn.

-*Wat is de ernst van deze symptomen?*

De ernst kan variëren van licht tot ernstig. Anderen daarentegen hebben mogelijk het virus en vertonen geen tekenen.

Van het totaal aantal geïnfecteerden herstelt ongeveer 80% van de ziekte zonder dat een speciale behandeling nodig is.

Van de overige gevallen is ongeveer 15% ernstig en 5% of kritiek.

## 32. Klinische tekenen om op te letten

-*Welke klinische symptomen kunnen de aanwezigheid van dit virus aangeven?*

Bij deze patiënten komt de hoeveelheid circulerende bloedplaatjes in de bloedbaan (trombocytopenie) vaak voor, wat als een slecht teken wordt beschouwd.

Het aantal leukocyten in het bloed geeft van zijn kant geen nauwkeurige informatie over deze ziekte. Zowel gevallen van leukopenie (lager dan normaal) als leukocytose (toename van het aantal) zijn gemeld.

Wat het aantal lymfocyten betreft, de afname ervan komt vaker voor en treedt meestal op bij 80% van de patiënten.

*-Welke ontstekingsmarkers komen vaak voor bij deze patiënten?*

Het gehalte aan procalcitonine in het bloed is meestal normaal aan het begin van de ziekte, maar neemt toe bij patiënten die intensieve zorg nodig hebben.

In ernstige gevallen is ook de D-dimeer verhoogd.

Aan de andere kant nemen C- reactief proteïne (CRP) en de snelheid van bolvormige sedimentatie ook toe bij de meerderheid van de geïnfecteerden, terwijl ze in sommige gevallen verhoogde leverenzymen, spierzymen en myoglobine hebben.

## 33. Belangrijke laboratoriumtesten s

*- Hoe wordt de diagnose l aan COVID -19?*

Bevestigen deze ziekte is en nodig testenlaboratoriummonsters van de tractus respiratoire bovenste (vloeistof speekselen nasale) en lagere (stoffen van de keel en bronchiën).

Een bloedstollingsanalyse, een andere biochemische en een bloedtelling worden meestal ook uitgevoerd, samen metantilichaamtests en virusisolatie waarmee het kan worden geïdentificeerd en andere aandoeningen worden uitgesloten.

- *Waar bestaat de PCR-test uit?*

Deze test staat bekend als PCR om hun standaard van polymerase ketenreactie. Hiermee kan wordengecontroleerdofer in de cellen van een persoon fragmenten zijn van het genetische materiaal van een bepaalde ziekteverwekker of een micro-organisme dat een ziekte veroorzaakt.

Bij l tot COVID -19 het strekt de aanwezigheid van een molecuul van ribonucleïnezuur (RNA, het genetische materiaal van het virus). Als het verschijnt, betekent dit dat de patiënt is geïnfecteerd.

-*Wat zijn de voor- en nadelen van deze methode?*

De PCR- test heeft het voordeel dat het zeer specifiek is, omdat het het mogelijk maakt om onderscheid te maken tussen twee zeer vergelijkbare pathogenen. Het is ook zeer effectief, omdat het het virus in de vroege stadia van infectie kan detecteren.

Het nadeel is juist dat de resultaten een paar uur nodig hebben om uit te komen, wat in noodsituaties een probleem kan zijn.

*-Hoe wordt deze test uitgevoerd?*

Om dit onderzoek te doen, moet u eerst een celmonster van de patiënt afnemen. Om dit te doen, wordt een wattenstaafje in beide neusgaten of in de onderkant van de keel ingebracht en herhaaldelijk op het slijmvlies gewreven.

Dit proces is pijnloos, hoewel het een klein ongemak kan veroorzaken.

*-Wat zijn de coronavirus sneltests?*

Het zijn tests waarbij bloedmonsters worden gebruikt om de antilichamen tegen de ziekte te detecteren, of ademhalingsmonsters om naar viruseiwitten te zoeken.

In tegenstelling tot PCR zijn deze tests nuttig vanaf de vijfde dag van infectie. Ze hebben ook het nadeel dat ze niet zo effectief en specifiek zijn.

*-Hoe wordt de snelle test uitgevoerd?*

In dit geval wordt het monster geplaatst in een t reactief woede met vloeistof, waardoor antilichamen te detecteren.

Op de strips verschijnen enkele banden met het resultaat, zoals bij de zwangerschapstesten.

*-Hoe lang duurt het om de resultaten van deze tests te verkrijgen?*

Over het algemeen duurt de PCR-test tussen 4 uur en 6 uur, maar vanwege de grote vraag als gevolg van de pandemie kan het wachten tot twee dagen duren.

Van hun kant laten snelle tests resultaten toe in 15 minuten.

*- Zijn de tests honderd procent effectief?*

Nee. De tests kunnen mislukken, hoewel ze naar verwachting een betrouwbaarheid van meer dan 80% hebben.

*-Wat wordt aanbevolen om te doen met de resultaten?*

Indien positief, wordt geadviseerd om een tweede test,gerichtop een ander SARS-CoV-2-gen, te bevestigen.

Bij een negatief maar aanhoudend vermoeden van de ziekte wordt aanbevolen om nieuwe monsters te nemen van andere plaatsen van de luchtwegen.

*-Wie zouden deze onderzoeken moeten ondergaan?*

Mensen die op de lijst staan als verdachte gevallen, moeten deze onderzoeken ondergaan om de aanwezigheid van SARS-CoV-2 en andere respiratoire pathogenen te onderzoeken.

Vanwege de groei van de pandemie wordt het echter steeds meer aanbevolen dat meer mensen deze tests ondergaan. Bijvoorbeeld, persoonlijke gezondheid en andere essentiële diensten, en de mensen bijzonder kwetsbaar, c Omo de ouderen in verpleeghuizen, maar niet ernstig zijn.

*-Welke controles worden gewoonlijk uitgevoerd op mensen die aankomen uit regio's die lokale of gemeenschapsoverdracht van de ziekte melden?*

Mensen die uit getroffen gebieden komen, hebben meestal temperatuurcontrole op luchthavens met thermische camera's en digitale thermometers om mogelijke gevallen van coronavirus te detecteren.

Het is ook gebruikelijk dat ze een vragenlijst beantwoorden en, in geval van vermoeden, een evaluatie ondergaan of ze naar een ziekenhuis brengen voor tests.

## 34. Röntgenfoto's en tomografie op de borst

*-Hoe zijn de resultaten van thoraxfoto's bij patiënten met COVID -19?*

In de beginfase van deze studie tonen meerdere kleine onregelmatige schaduwen en interstitiële verandert, vooral in de perifere derde van de borst, vervolgens doorstromen naar bilaterale matglas opaciteit en longinfiltraten.

In ernstige gevallen, zien ze consolidatie en zelfs "witten"vande longen.

Pleurale effusies zijn zeldzaam.

*-Hoe zijn de resultaten van de CT-scans op de borst bij patiënten met COVID -19?*

Bij deze patiënten manifesteert het virus zich met bilaterale beelden van geslepen glas en geconsolideerde longopaciteit.

Nodulaire dekkingen, gekke bestratingspatronen en een perifere verdeling van de aandoening kunnen aanvullende nuttige kenmerken zijn bij vroege diagnose.

Aan de andere kant zijn pulmonale cavitatie, discrete pulmonale knobbeltjes, pleurale effusies en lymfadenopathie kenmerkend afwezig bij deze patiënten.

De vervolgafbeeldingen tonen op hun beurt een lichte of matige progressie van de ziekte, wat zich uit in de toename van de omvang en dichtheid van de luchtruimdekkingen.

*-Estos studies dienen om l te diagnosticeren om COVID -19?*

Het gebruik van röntgenfoto's op de borst of computertomografie wordt niet aanbevolen om deze ziekte te diagnosticeren, omdat de resultaten niet specifiek zijn voor dit virus. Voor bijvoorbeeld een patiënt met griep presenteren resultaten vergelijkbaar met die van deCOVID - 19.

De afwezigheid van abnormale bevindingen op deinitiële computertomografie sluit op zijn beurt de aanwezigheidvan infectie door dit virus niet uit. Dit kan zijn omdat het enkele dagen incubatie duurt voordat de infectie abnormale onderzoeken veroorzaakt.

Hoewel de door deze onderzoeken verstrekte informatie niet overtuigend is, bieden ze in ieder geval een interessanteindicatorom rekening mee te houden om de diagnose te versnellen, de behandeling te starten en patiënten waar nodig te isoleren.

## 35. Milde complicaties

*-Wat zijn de kleine complicaties van degenen die besmet zijn met dit virus?*

Naast koorts, hoesten, kortademigheid en vermoeidheid, kunnen geïnfecteerde mensen hoofdpijn, keelpijn, verstopte neus en gastro-intestinale symptomen zoals diarree, misselijkheid en braken ervaren.

Veel patiënten met COVID -19 lijden al aan spijsverteringstoestanden voordat ze ademhalingssignalen krijgen.

## 36. Ernstige complicaties

*-Wat zijn de ernstige complicaties van degenen die besmet zijn met dit virus?*

In ernstige gevallen lijden veel patiënten aan longontsteking (ontsteking in de longen), acute respiratory distress syndrome, septische shock, onomkeerbare metabole acidose en bloedingsstoornissen.

Bronchitis en nier- of ander orgaanfalen komen ook vaak voor bij deze groep.

*-Wie hebben meestal last van deze ernstige complicaties?*

Over het algemeen zijn patiënten met dit soort complicaties mensen ouder dan 60 jaar en mensen met een slechte immuunfunctie.

Ook die met de luchtwegen of hart-en vaatziekten, diabetes, dis lever- of nierfunctie, bloeddruk en sommige vormen van kanker.

*-Hebben herstelde patiënten longaandoeningen?*

Hoewel het is nog erg vroeg om conclusies te trekken, omdat de ziekte is zeer recente gevallen zijn geconstateerd in de longen is het een soort van fibrose.

Dit hangt ook af van wat de toestand van het orgaan was vóór de ziekte.

## 37. Andere complicaties

*- Welke andere complicaties kan ik leiden tot COVID -19?*

Deze aandoening kan ook leiden tot schade aan het hart, zelfs bij patiënten die geen n bovenstaande voorwaarden in het hart.

De COVID -19 kan veroorzaken syndromen acute coronaire hartritmestoornissen en ontwikkeling of verergering van hartfalen.

*-Wat veroorzaakt deze ziekte in het cardiovasculaire systeem?*

Het virus veroorzaakt een grote ontsteking die veroorzaakt de f ormatie van stolsel s bloed. Anders dan de gebruikelijke beroerte, trombose veroorzaakt dat de COVID -19 plaatsvindt in kleine slagaders, microcirculatie, die de katheter voor angioplastie krijgen.

Dit verergert met name het beeld, omdat ze niet kunnen worden blootgelegd.

# Deel V. Door de gemeenschap verworven longontsteking

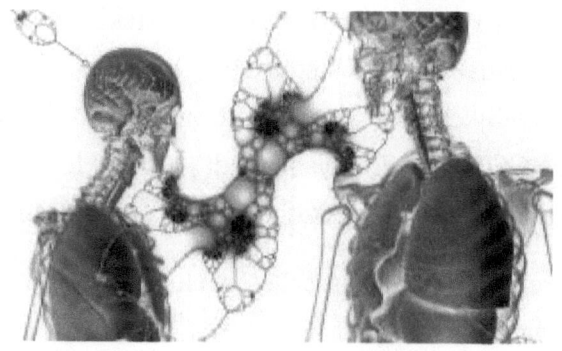

## 38. Concepten

*-Dokter Mario, wat is een door de gemeenschap verworven longontsteking?*

Longontsteking is een luchtweginfectie waarbij de luchtzakjesvan een of beide longen ontstoken raken.

De term verworven gemeenschap wordt gecontracteerd buiten ziekenhuizen en andere instellingen die zich met gezondheidszorg bezighouden.

*-Wat zijn de belangrijkste symptomen van longontsteking?*

Tekenen meest voorkomende zijn d geur in de borst, t je met slijm, vermoeidheid, hoge of lage koorts, rillingen, kortademigheid, overmatig zweten, verlies van eetlust, misselijkheid, braken en diarree.

Deze symptomen kunnen variëren van matig tot ernstig, afhankelijk van het type kiem en de algemene gezondheid van de patiënt.

## 39. Verschil met nosocomiale longontsteking

*-Wat is nosocomiale longontsteking?*

Het is degene die is verworven in een ziekenhuis of andere instellingen die zich bezighouden met gezondheidszorg.

Dit type longontsteking is meestal ernstiger, omdat de microben die het veroorzaken meer resistent zijn tegen antibiotica dan die in de gemeenschap.

Omdat de patiënten die het krijgen al ziek zijn, kunnen ze er ook niet goed tegen vechten.

*-Wie lopen er meer risico om dit type longontsteking op te lopen?*

Patiënten die ademhalingstoestellen op intensive care-afdelingen vinden, lopen een groter risico om deze aandoening op te lopen.

Bovendien kan het worden overgedragen door gezondheidswerkers, die microben van de ene patiënt naar de andere kunnen doorgeven via hun lichaam, kleding of instrumenten. Het is dus van het grootste belang dat ze hun handen wassen en veiligheids- en hygiënemaatregelen nemen om de verspreiding van ziektekiemen in het ziekenhuis te voorkomen.

Evenzo moeten mensen die dierbaren bezoeken in gezondheidscentra ook maatregelen nemen om verspreiding te voorkomen.

## 40. Diagnostische criteria

*-Welke tests worden uitgevoerd om longontsteking te bevestigen?*

In geval van een vermoeden de arts zal de longen met een stethoscoop in te checken op zoek naar gekraak of abnormale ademhaling geluiden. U zult ook zeker een thoraxfoto of CT-scan bestellen.

Andere veel voorkomende tests zijn arterieel bloedgas om te zien of er voldoende zuurstof uit de longen in het bloed komt; de sputumtest, waarbij monsters worden genomen van het orgel op zoek naar microben; en een bloedonderzoek, om het aantal witte bloedcellen te controleren en te bevestigen infectie.

De arts kan ook verzoeken bronchoscopie, in welk is een flexibele buis met een camera lagere longen; of een thoracocenté sis, die vocht uit de pleuraholte trekt.

- *Wat zijn de diagnostische criteria?*

Diagnostische criteria zijn onder meer begonnen te zijn in de gemeenschap en de aanwezigheid van de hierboven beschreven symptomen.

Ook e l WBC (witte bloedcellen) is groter dan 10x10 / L of minder dan 4 x 10 / L, met of zonder verplaatsing naar links van de kern neutrofielen.

Aan de andere kant moet radiografisch onderzoek onregelmatige infiltraten, segmentale lobaire consolidatie of interstitiële veranderingen met of zonder pleurale effusie aan het licht brengen.

Ten slotte moeten andere niet-infectieziekten worden uitgesloten.

## 41. Causale pathogene bacteriën

*-Hoe wordt de door de gemeenschap verworven longontsteking verspreid?*

De meest gebruikelijke manier is via bacteriën, virussen en schimmels die in de lucht worden aangetroffen of worden overgedragen via druppeltjes die worden afgegeven door geïnfecteerde mensen wanneer ze hoesten of niezen.

Ziektekiemen worden meestal door het lichaam voorkomen om de longen te beschadigen, maar soms zijn ze krachtiger dan het immuunsysteem.

*-Wat zijn de meest voorkomende pathogene bacteriën en schimmels die deze aandoening veroorzaken?*

De bacteriën zijn de oorzaak vaak longontsteking bij volwassenen. De meest voorkomende is die veroorzaakt door streptokokken.

Andere bacteriële pathogenen zijn *Mycoplasma, Chlamydia, Klebsiella pneumoniae, Escherichia coli, Staphylococcus aureus, Pseudomonas aeruginosa en Acinetobacter baumannii.*

Aan de andere kant komt schimmelpneumonie vaker voor bij mensen met chronische gezondheidsproblemen of een verzwakt immuunsysteem. Deze worden gevonden in de grond of in de uitwerpselen van vogels en kunnen variëren afhankelijk van de geografische locatie.

- *Waaruit bestaat de behandeling van bacteriële longontsteking?*

Bacteriële longontsteking wordt behandeld met antibiotica. Daarnaast kan de arts hoestmiddelen, koortsverlagers en pijnstillers voorschrijven.

Over het algemeen kunnen mensen met door de gemeenschap verworven longontsteking hun ziekte thuis behandelen.

In het geval van ziekenhuisopname, krijgt de patiënt intraveneus vloeistoffen en antibiotica,zuurstoftherapieen mogelijk ademhalingsbehandelingen.

## 42. Risicofactoren en preventie

*-Wat zijn de factoren die de kans op longontsteking vergroten?*

We kunnen allemaal longontsteking krijgen, maar de ziekte is riskanter bij kinderen jonger dan 2 jaar en volwassenen ouder dan 65 jaar.

Een van de factoren die de kans op het krijgen te verhogen zij zijn de chronische longziekte of hart-en vaatziekten, levercirrose, diabetes, dementie, beroerte, hersenletsel en andere aandoeningen.

Ook sigaretten roken of een verzwakt of onderdrukt immuunsysteem hebben, zoals mensen met hiv / aids,mensen die een orgaantransplantatie hebben ondergaan of mensen die chemotherapie krijgen.

Bovendien verhoogt het risico door het ondergaan van een recente operatie of trauma.

*-Hoe kan door de gemeenschap verworven longontsteking worden voorkomen?*

Vaccins kunnen sommige soorten longontsteking helpen voorkomen, zoals die veroorzaakt door het griepvirus.

Aan de andere kant wordt aanbevolen om roken te vermijden, alcoholgebruik te beperken en uw handen regelmatig te wassen, vooral voordat u voedsel klaarmaakt en consumeert en nadat u naar de badkamer bent gegaan, uw neus snuit of de luiers van een baby heeft verschoond.

Bij hoesten of niezen is het belangrijk om je neus en mond te bedekken met je arm, tissues of keukenpapier om de overdracht van druppels te verminderen.

Om een gezond immuunsysteem te behouden, is het bovendien raadzaam om voedzaam te eten, regelmatig te bewegen en goed te slapen.

Ten slotte is het belangrijk om binnenomgevingen te ventileren, hetzij met natuurlijke ventilatie, hetzij met behulp van afzuigventilatoren.

## 43. Virale longontsteking

*-Wat is virale longontsteking?*

Het is een ontsteking of zwelling van het longweefselveroorzaakt door een virus. Dit type longontsteking is de meest voorkomende reden voor de ziekte bij kinderen onder de 5 jaar.

*-Wat zijn de virussen die longontsteking veroorzaken?*

De meest voorkomende virale longontsteking wordt veroorzaakt door het influenzavirus.

Andere pathogenen dergelijke omvatten hetvirus parainfluenza,rhin ovirus, adenovirus, humaan metapneumovirus, virus Respiratory syncytieel en coronavirus.

*-Hoe worden virale longontstekingen behandeld?*

In tegenstelling tot bacteriële infecties worden deze infecties niet behandeld met antibiotica omdat ze virussen niet vernietigen. In dit geval worden antivirale middelen voorgeschreven, vooral voor griep.

De behandeling kan ook corticosteroïdmedicijnen, verhoogde vloeistoffen, zuurstof en het gebruik van luchtbevochtigers omvatten.

## 44. Longontsteking door COVID -19

*-Hoe is het proces waarbij COVID -19 ernstige longontsteking veroorzaakt?*

Coronavirus is een ademhalingsvirus, dus het begint met het infecteren van de keel. Zodra het zich begint te reproduceren, gaat het naar de bronchiën, wat irritatie en hoesten veroorzaakt.

Als de situatie verergert, kan deze het bronchiale kanaal verlaten en de longen bereiken, waardoor een ontsteking ontstaat.

Wanneer een deel van het weefsel van dit orgaan wordt aangetast, lijdt de patiënt aan ademhalingsproblemen. Als de zuurstof die het lichaam ontvangt niet voldoende is, moet u in het ziekenhuis worden opgenomen en moet u een beademingsapparaat aansluiten.

- *Wat voor patiënten die lijden aan l tot COVID -19 lijden longontsteking?*

De meeste van deze patiënten zijn oudere volwassenen of mensen met chronische longziekte, diabetes of andere chronische aandoeningen.

-*Welke soorten symptomen hebben deze patiënten?*

De meest voorkomende zijn koorts, hoest en kortademigheid. In gevallen die longontsteking veroorzaken, zijn tekenen in de bovenste luchtwegen daarentegen niet gebruikelijk.

## 45. Verschillen met andere longontstekingen

- *Wat is het verschil tussen veroorzaakt door de COVID -19 en andere vormen van longontsteking?*

In tegenstelling tot bacteriële longontsteking, veroorzaakt door de COVID -19 kan niet worden behandeld met antibiotica en is zeer besmettelijk.

Vergeleken met die veroorzaakt door SARS en MERS, zijn de klinische manifestaties en beeldvormingsresultaten vergelijkbaar. Echter, gegenereerd door l aan COVID-19 lijkt om meer besmettelijk zijn.

## 46. Acuut respiratoir distress-syndroom

*-Wat is het acute respiratory distress syndrome?*

ARDS is een potentieel dodelijke longaandoening die voorkomt dat voldoende zuurstof de longen en het bloed bereikt.

*-Wat kan deze aandoening veroorzaken?*

Dit syndroom kan worden veroorzaakt door direct of indirect longletsel, zoals longontsteking, een transplantatie, septische shock, trauma of inademing van braaksel of chemicaliën.

En als COVID-19, en l ARDS DESARROLL totgemiddeld8 dagen na l tot aan het begin van de symptomen.

*-Wat veroorzaakt het acute respiratory distress syndrome?*

Deze aandoening genereert een ophoping van vocht in de luchtzakjes (longblaasjes), waardoor de doorgang vanvoldoendezuurstof in de bloedbaan wordt voorkomen.

Deze vloeistof zorgt er op zijn beurt ook voor dat de longen zwaar en stijf worden, waardoor ze minder snel kunnen uitzetten.

Mensen met ARDS moeten extra zuurstof krijgen en hebben over het algemeen de hulp van een mechanische ventilator nodig om te ademen.

*-Wat zijn de symptomen die dit syndroom veroorzaakt?*

De meest voorkomende symptomen zijn kortademigheid, hoesten, snelle hartslag, lage bloeddruk, snelle uitademing, vermoeidheid, koorts en buikpijn.

*-Hoe wordt het acute respiratory distress syndrome behandeld?*

Momenteel is er geen specifieke behandeling voor ARDS. Er wordt naar gestreefd het medische probleem aan te pakken dat de verwonding heeft veroorzaakt en ademhalingsondersteuning te bieden totdat de longen genezen.

Omdat de meeste patiënten mechanische ventilatie nodig hebben, worden ze over het algemeen behandeld op een intensive care-afdeling.

*-Wat zijn de resultaten van deze behandeling?*

Een op de drie patiënten met deze ziekte sterft. Van degenen die overleven, herstellen de meesten hun normale longfunctie, terwijl anderen blijvende schade oplopen.

## 47. Ademhalingssepsis en septische shock

*-Wat is respiratoire sepsis?*

L sepsis is een ziekte veroorzaakt door een reactie ernstige ontstekingen van het lichaam op een infectie.

Het wordt niet veroorzaakt door het virus of de binnenvallende bacteriën, maar door de chemicaliën die hetzelfde organisme in de bloedstroom afgeeft om zich tegen deze aanval te verdedigen.

Dit genereert veranderingen die meerdere lichaamssystemen kunnen beschadigen.

Ademhalingssepsis kan optreden als gevolg van longontsteking.

*-Wat zijn de symptomen van sepsis?*

De tekenen van deze ziekte, geconfronteerd met een bevestigde infectie, zijn veranderingen in de mentale toestand, snelle ademhaling, koude rillingen, duizeligheid, lage bloeddruk en snelle hartslag.

*-Wat is een septische shock?*

Het is een medische aandoening die optreedt wanneer eenalgemene infectie van het lichaam een ernstige lage bloeddruk veroorzaakt.

*-In welke gevallen kan sepsis vorderen en septische shock veroorzaken?*

Dit gebeurt wanneer abnormale veranderingen optreden in de bloedsomloop, in de lichaamscellen en in de manier waarop het lichaam energie gebruikt.

Septische shock is een medisch noodgeval en vereist dringende aandacht.

## 48. Extra respiratoire complicaties

*-Welke andere extra complicaties van de luchtwegen kunnen longontsteking veroorzaken?*

Deze ziekte kan ertoe leiden dat de bacteriën in de bloedbaan van de longen verspreiden de infectie naar andere organen en veroorzaken een orgaanfalen.

Aan de andere kant kan pus vormen of ophopen vloeistof in de holte is long.

## 49. Meervoudig orgaanfalen

*-Wat gebeurt er als de infectie die longontsteking veroorzaakt erger wordt?*

Ernstige gevallen kunnen leiden tot ademhalings-, lever- en hartfalen.

Aan de andere kant, naarmate sepsis vordert, wordt de bloedtoevoer naar vitale organen zoals de hersenen, het hart en de nieren aangetast.

Bovendien kan het de vorming van bloedstolsels in armen, benen, vingers en organen veroorzaken, waardoor gangreen ontstaat.

## 50. Medische kwijting voor longontsteking

*-Is de patiënt die wordt ontslagen wegens longontsteking volledig hersteld?*

Nee, de patiënt gaat meestal door met symptomen ondanks ontslag. Over het algemeen duurt het één tot twee weken voordat hoest, slaap, voeding en energieniveau weer normaal zijn.

*-Wat moet er na ontslag thuis gebeuren?*

Om het herstel te versnellen en complicaties te voorkomen, wordt aanbevolen warme en vochtige lucht in te ademen, voldoende rust te krijgen, veel vocht te drinken en medicijnen te nemen zoals voorgeschreven.

In sommige gevallen kan het gebruik van zuurstof nodig zijn. Ten slotte is het belangrijk om niet te roken of alcohol te drinken.

# Deel VI. Hoog risico op sterfte

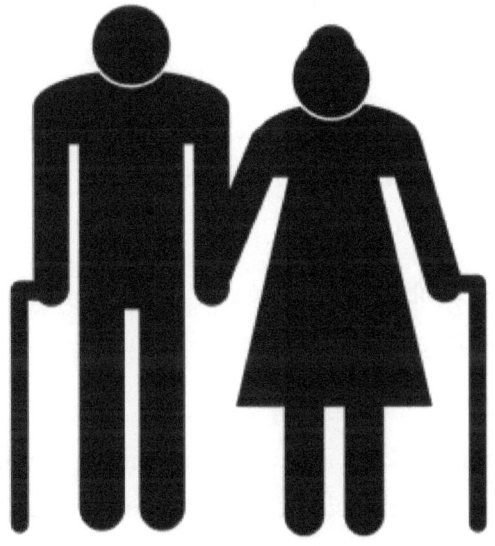

## 51. Ouderen

*- Waarom oudere mensen zijn meer op risico als zij besmet raken met de COVID -19?*

Hiervoor zijn verschillende redenen. Ten eerste hebben oudere volwassenen een verzwakt immuunsysteem dat er langer over doet om te reageren op door het virus veroorzaakte infecties.

Bovendien hebben ze vanwege hun leeftijd een groter aantal onderliggende medische aandoeningen die de aandoening compliceren.

Aan de andere kant, de ouderen zijn bijzonder gevoelig voor aandoeningen luchtwegen die kunnen leiden r longontsteking en longen niet zo sterk als wanneer deze werd n j of zien dat.

*-Wat zijn de statistieken van sterfte door het virus bij oudere volwassenen?*

Naar schatting sterft ongeveer 15% van de patiënten ouder dan 80 jaar die door het virus zijn getroffen.

Ter vergelijking: het cijfer daalt tot minder dan één procent bij mensen onder de 50.

## 52. Rokers

*-Wat zijn de gezondheidseffecten van roken?*

Roken tast de meeste organen van het lichaam aan. Het kan onder andere kanker, longziekten, beschadiging en verdikking van bloedvaten, stolsels, beroertes en zichtproblemen veroorzaken.

Ook verhoogt roken tijdens de zwangerschap de risico's voor zowel moeder als baby.

*- Heeft roken invloed op het immuunsysteem?*

Ja, dit defect veroorzaakt een toename van de concentratie van nicotine in het bloed, wat kan leiden tot vasospasme en voorbijgaande hypoxie in de organen. Bovendien vermindert verminderde zuurstof in de luchtwegen en ingewanden het immuunsysteem en het vermogen om op infecties te reageren.

*-Waarom veroorzaakt roken meer risico's bij patiënten met COVID -19?*

Samen met de schade aan het immuunsysteem, roken veroorzaakt irritatie van voortdurende en aanhoudende s pathway s Air s dat virale infecties bevordert zoals als de COVID -19.

Onderzoek in China heeft aangetoond dat rokers met het virus 14 keer meer kans hebben om longontsteking te krijgen en aan bacteriële infecties lijden.

Aan de andere kant, sigaretten roken leidt tot vingers en l os sigaretten in contact met de mond, die vergroot de jaren mogelijk is overdracht van het virus.

## 53. Alcoholisme

*-Welke effecten heeft alcoholisme op de gezondheid?*

Overmatig alcoholgebruik veroorzaakt een leveraandoening, zoals leververvetting en cirrose, en verhoogt het risico op bepaalde vormen van kanker. Het veroorzaakt ook schade aan de hersenen en andere organen en verzwakt het immuunsysteem.

Alcoholisme verhoogt ook het risico op auto-ongelukken, verwondingen, moorden en zelfmoorden en is schadelijk voor de zwangerschap.

*-In sociale netwerken ging het gerucht de ronde dat het drinken van alcohol de verspreiding van COVID helpt voorkomen. Klopt dat?*

Nee, het is helemaal niet waar. Het drinken van de in alcohol niet of te voorkomen van de verspreiding van l naar COVID -19. Integendeel, het verbruik is negatief, omdat het de afweercapaciteit van het organisme vermindert en de organen beschadigt.

## 54. Bronchiaal astma

*-Wat is astma?*

Astma is een ziekte die ervoor zorgt dat de luchtwegen opzwellen en smaller worden, waardoor meer slijm ontstaat. Dit kan leiden tot kortademigheid, kortademigheid, hoesten en piepende ademhaling.

*-Wat veroorzaakt astma?*

Astma treedt op wanneer zwelling van de luchtwegen optreedt. Dit kan worden veroorzaakt door het inademen van bepaalde stoffen in de lucht, zoals pollen, huisstofmijt, schimmels, roos of vacht van huisdieren.

Bovendien kan het ook worden veroorzaakt door stressvolle situaties, lichaamsbeweging, koude lucht of het gebruik van bepaalde medicijnen.

*- Waarom astmapatiënten lopen meer risico van l naar COVID -19?*

Astma maakt de luchtwegen gevoeliger voor infecties, vooral die veroorzaakt door virussen. Deze meestal het genereren van een verhoogde bronchiale ontsteking in deze patiënten, het induceren bronchiale hyperreactiviteit en een verhoogd risico op astma-aanval.

*- Wat moet ik astmalijders versus doen l aan COVID -19?*

Het is belangrijk dat deze patiënten volgen de behandeling voorgeschreven door uw s arts s om astma onder controle. Dit omvat het dagelijks toepassen van uw preventieve inhalatiedosis om het risico op een aanval te verminderen.

Contario dan een lichte ontsteking bronchiale kan motiveren deze zijn meer vatbaar voor infecties van de luchtwegen s.

Ze moeten ook preventieve zorg volgen die voor iedereen geldt, zoals regelmatig handen wassen.

*- Hoe de symptomen van een astma-aanval veroorzaakt door onderscheiden door de COVID -19?*

Infectie veroorzaakt door de COVID -19 omvatten gewoonlijk koorts, hoesten en kortademigheid tijdens astmaaanval meestal niet zijn koorts en wordt gekenmerkt door piepen, een scherp geluid om de doorgang van lucht door de luchtwegen.

## 55. Hart- en vaatziekten

*-Wat is hart- en vaatziekten?*

Het is een term die wordt gebruikt om problemen met het hart en de bloedvaten te omvatten. Dit omvat aandoeningen zoals coronaire hartziekte, hartfalen, aritmieën, hartklepaandoeningen, beroertes, hypertensie en aangeboren hartaandoeningen, onder andere.

*- Waarom patiënten met deze ziekten zijn op een groter risico van l naar COVID -19?*

Dit is te wijten aan de verschillende directe en indirecte complicaties dat het virus kan veroorzaken, zoals schade van het acute myocard myocarditis, aritmie en veneuze trombo-embolie.

Op zijn beurt vele behandelingen die worden gebruikt voor het regelen van de COVID -19 zulke gevolgen side negatieve cardiale niveau.

Aan de andere kant is ontdekt dat het virus schade aan het hart kan veroorzaken, zelfs bij patiënten zonder eerdere aandoeningen. Dit komt omdat wekt een zwelling veroorzaakt door de f ormatie van stolsel s bloed.

## 56. Chronische longziekte

*-Wat is chronische longziekte?*

Het is een veel voorkomende aandoening in de longen waardoor deze niet goed werkt. Het omvat ziekten in de luchtwegen die zuurstof transporteren, in het longweefsel en in de bloedvaten van dit orgaan.

*- Waarom mensen met chronische longaandoeningen lopen het grootste risico van l naar COVID -19?*

Deze patiënten hebben meer kans op ontsteking in de longen en hoge bloeddruk in de bloedvaten die bloed naar deze organen transporteren.

Bovendien vergroten deze aandoeningen de kans op een aanval en hartfalen en op longkanker.

## 57. Diabetes mellitus

*-Wat is diabetes mellitus?*

De d IABETES m ellitus of d type 2 IABETES is een chronische aandoening die voorkomt goede glucosemetabolisme, waardoor het ophopen in het bloed.

Dit kan worden veroorzaakt door een tekort in de aanmaak van insuline in de alvleesklier of door een weerstand van de cellen tegen dit hormoon.

Deze aandoening treft zowel volwassenen als kinderen en kan, indien onbehandeld, leiden tot langdurige schade aan het hart, de bloedvaten en de nieren, oogproblemen, polyneuropathieën en ernstige voetzweren.

- *Waarom mensen met diabetes lopen meer risico van l naar COVID -19?*

Dit komt omdat coronavirusinfectie mogelijk moeilijker te behandelen is als gevolg van schommelingen in de bloedglucosespiegels.

Bovendien wordt het immuunsysteem aangetast, waardoor het moeilijk wordt om het virus te bestrijden.

Aan de andere kant kan diabetes leiden tot andere complicaties, zoals hartaandoeningen en beroertes, nierschade en zenuwbeschadiging die de aandoening verder compliceren.

## 58. Chronische nierziekte

*-Wat is chronische nierziekte?*

Het is een aandoening waarbij de nierfunctie geleidelijk afneemt.

Deze organen zijn verantwoordelijk voor het filteren van afval en overtollige vloeistoffen in de vorm van urine. Ze zijn ook verantwoordelijk voor het in evenwicht brengen van de zouten en mineralen die in het bloed circuleren, zoals calcium, fosfor, natrium en kalium, en helpen de bloeddruk onder controle te houden.

*- Waarom mensen met een chronische nierziekte lopen meer risico van l naar COVID -19?*

Deze patiënten brengen meer risico's met zich mee omdat de ziekte een toestand van immuundeficiëntie en bijbehorende aandoeningen met zich meebrengt, zoals bloedarmoede, veranderingen in suikerniveaus, cardiovasculaire problemen, leverschade en longoedeem.

Mensen die hemodialyse nodig hebben, brengen op hun beurt meer tijd door in transport en gesloten sanitaire ruimtes, wat besmetting en gezondheidscomplicaties bevordert.

## 59. Hypothyreoïdie

*-Wat is hypothyreoïdie?*

E l hypothyreoïdie is een aandoening waarbij de schildklier niet produceert weinig schildklierhormoon. Deze klier is een van de belangrijkste in het lichaam en zijn activiteit beïnvloedt het metabolisme en de meeste lichaamsfuncties, zoals hartslag en bloeddruk.

Dat er normale niveaus van dit hormoon in het lichaam zijn, is essentieel voor normale groei en ontwikkeling in de kindertijd en voor het functioneren van de hersenen gedurende het hele leven.

- *Waarom mensen met hypothyreoïdie lopen meer risico van 1 naar COVID -19?*

Aangenomen wordt dat deze patiënten meer risico lopen, aangezien hun belangrijkste oorzaak de ziekte van Hashimoto is, een auto-immuunziekte waarbij het immuunsysteem zelf per ongeluk gezonde cellen in het lichaam aanvalt.

Op dit moment zijn er echter geen specifieke gegevens om te bevestigen dat patiënten met dit type ziekte een hoger risico lopen op het ontwikkelen van ernstigere complicaties van COVID -19.

Als het echter niet goed wordt behandeld, kan hypothyreoïdie infecties,
hartproblemen en perifere neuropathie veroorzaken, naast andere complicaties die het algemene beeld van de patiënt kunnen belemmeren, dus het is belangrijk om de zorg te vergroten.

## 60. Bijnierinsufficiëntie

*-Wat is bijnierinsufficiëntie?*

Het is een aandoening die optreedt wanneer de bijnieren niet genoeg hormonen aanmaken.

Het is een zeldzame aandoening die iedereen van elke leeftijd kan treffen en, indien onbehandeld, tot de dood kan leiden. Het wordt meestal veroorzaakt door een probleem met het immuunsysteem.

Naast andere essentiële functies zorgen de hormonen die door de bijnieren worden geproduceerd voor normale groei en reguleren ze het metabolisme, energieniveau, bloeddruk en stressreactie.

*- Waarom mensen met bijnierinsufficiëntie lopen meer risico van l naar COVID -19?*

Deze patiënten nemen vaak glucocorticoïden, geneesmiddelen die de effecten nabootsen van hormonen die het lichaam van nature aanmaakt in de bijnieren.

Dit kan u een meer vatbaar voor l te COVID - 19, omdat deze geneesmiddelen het immuunsysteem onderdrukken. Bovendien kunnen ze ook een ernstigere ziekte ervaren, omdat glucocorticoïden hun eigen steroïde respons op infectie onderdrukken.

Aan de andere kant lopen deze patiënten het risico op een bijniercrisis als gevolg van zeer lage cortisolspiegels in het bloed. Dit veroorzaakt diarree, braken, uitdroging en een suikerspiegel in het lichaam die onmiddellijke aandacht vereisen.

In Daarnaast l als mensen met deze ziekte meestal last van auto-immuunziekten geassocieerd das, zoals diabetes, chronische thyroiditis, hypoparathyroïdie, testesinsufficiëntie, pernicieuze anemie en hyperthyreoïdie, waardoor de COVID -19 ernstiger.

## 61. Obesitas

*-Wat is zwaarlijvigheid?*

Obesitas is een chronische ziekte die wordt gekenmerkt door overmatige ophoping van vet in het lichaam, waardoor het risico voor de gezondheid van de persoon duidelijk toeneemt.

Iemand wordt als zwaarlijvig beschouwd als het vetpercentage meer dan 25% van het lichaamsgewicht bij mannen en 33% bij vrouwen bedraagt.

*- Waarom zwaarlijvige mensen lopen meer risico van l naar COVID -19?*

Deze patiënten lopen meer risico omdat obesitas veroorzaakt een inflammatoire aandoening chronische en verhoogde cardiovasculaire en respiratoire aandoeningen, in aanvulling op diabetes, hoge bloeddruk en slaapapneu, die de ernst van de te verhogen l aan COVID 0,19.

## 62. HIV / AIDS

*-Wat is hiv?*

Het humaan immunodeficiëntievirus (hiv) is een virus dat seksueel wordt overgedragen via het bloed of de moedermelk en dat aids veroorzaakt, een ziekte die het immuunsysteem verzwakt.

Wanneer een persoon dit virus oploopt, blijft het levenslang in het lichaam.

Deze aandoening wordt behandeld met medicijnen die voorkomen dat het virus zich voortplant.

*- Waarom mensen met HIV / AIDS lopen meer risico van l naar COVID -19?*

Omdat dit virus het immuunsysteem beschadigt, lopen deze patiënten een hoger risico op het oplopen van infecties.Echter, studies tot op heden niet blijkt dat mensen met HIV en sterker immuunsysteem hebben meer kans om te worden getroffen door de COVID -19 of infectie evolueert met een grotere ernst.

In ieder geval is het nodig het onderzoek naar dit onderwerp uit te breiden.

## 63. Kwaadaardige tumoren

*-Wat zijn kwaadaardige tumoren?*

Kwaadaardige of carcinogene tumor is een ziekte die wordt gekenmerkt door de transformatie van cellen, die snel en ongecontroleerd prolifereren en niet normaal afsterven als gevolg van veranderingen in hun genetische structuur.

*- Waarom doen mensen met kwaadaardige tumoren zijn meer risico van l naar COVID -19?*

Deze patiënten lopen meer risico omdat de Trat poten- tially tegen deze ziekte, in het bijzonder chemotherapie, hebben de neiging om een verzwakking van het immuunsysteem, het verminderen van het vermogen om infecties te bestrijden.

*- Los patiënten die hormonale therapie bij borstkanker of eierstokkanker kanker hebben een hoger risico op het oplopen van de COVID -19 of een ernstige ziekte?*

Op dit moment is er is geen bewijs dat hormoontherapie het risico van kan verhogen de COVID -19 of het hebben van een ernstige ziekte. De meeste van deze therapieën onderdrukken het immuunsysteem niet.

## 64. Overgeplant

*-Waarom lopen transplantaatontvangers meer risico in vergelijking met COVID -19?*

Dit komt omdat ze immunosuppressiva gebruiken, een medicijn dat het risico op afstoting van het getransplanteerde orgaan vermindert, maar dat de afweer verlaagt.

Deze patiënten bevinden zich op hun beurt in een moment van bijzondere kwetsbaarheid na een transplantatie.

## 65. Steroïde gebruik

*-Wat zijn steroïden?*

De e Steroïden te nabólicos zijn hormonen mannelijk geslacht,of synthetische stoffen op basis van hen, die worden gebruikt voor verschillende doeleinden.

Binnen de geneeskunde worden ze gebruikt voor de behandeling van hormonale problemen, late puberteit en verlies van spiermassa als gevolg van verschillende ziekten.

In sport en atletiek worden ze gebruikt om de prestaties te verbeteren. De consumptie is echter illegaal en kan ernstige gezondheidsproblemen veroorzaken.

*-Welke ongewenste effecten kan het gebruik ervan veroorzaken?*

Steroïden kan leiden tot problemen ernstig hart, waaronder beroerte, en de ontwikkeling van de lever of testistumoren.

Andere ongewenste effecten zijn onvruchtbaarheid, ernstige acne, verhoogde bloeddruk, agressief en gewelddadig gedrag, abnormale cholesterolwaarden, psychiatrische stoornissen en drugsverslaving.

*- Waarom mensen die steroïden zijn meer risico van l naar COVID -19?*

Het is gebleken dat deze stoffen invloed hebben op het vermogen van de Immun systeem en om te vechten omlteCOVID -19 en andere infecties.

Bovendien hebben mensen die ze consumeren meer tijd nodig om het virus uit hun lichaam te verwijderen.

## 66. Immunosuppressie

*-Wat is een patiënt met immunosuppressie?*

Het is een patiënt wiens systeem Inmun en werkt onder het percentage normale, waardoor zij gevoeliger voor infecties.

Deze aandoening kan worden veroorzaakt door de HIV / AIDS, de leukemie, diabetes een transplantatie orgel, kanker, ondervoeding, het gebruik van bepaalde drugs en bepaalde genetische aandoeningen, onder andere mogelijkheden.

*- Waarom immuungesuppresseerde mensen lopen meer risico van l naar COVID -19?*

Deze patiënten hebben een verhoogd risico van virale infecties zoals de COVID -19, omdat ze hun vermogen om te bestrijden zijn afgenomen hen.

## 67. Geestelijk ziek en gehandicapt

*- Waarom de geesteszieken en gehandicapten zijn ze meer risico lopen l tot COVID -19?*

Deze mensen lopen risico omdat ze, hoewel ze geen specifiek gezondheidsprobleem hebben, grotere zorgbehoeften hebben.

Verplichte isolatiemaatregelen en verzadiging van de gezondheidszorg als gevolg van de pandemie door deCOVID-19 in gevaar brengen deze kwetsbare publiek dat inveel gevallen afhankelijk zijn van sociale en persoonlijke assistentie.

E l sociale afstand kan onbeschermd laten diebijvoorbeeldnodig hebben van de steun voor het eten, aankleden of het nemen van een bad.

# Deel VII. Wereldwijde en gemeenschapsepidemiologie

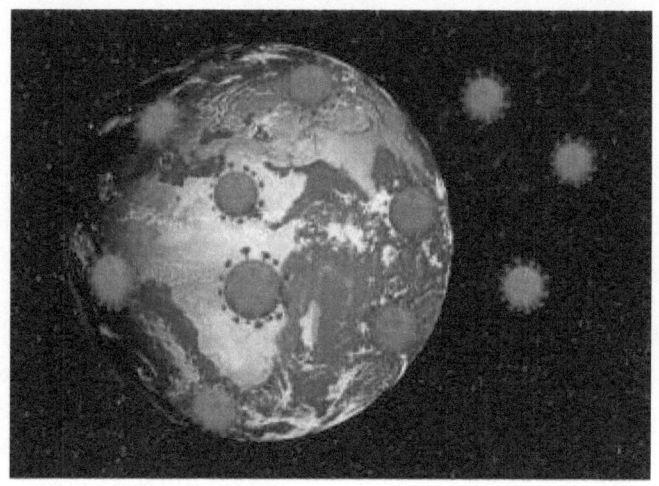

## 68. Epidemieën in de geschiedenis van de mensheid

- *Welke andere epidemieën mensheid geconfronteerd voordat d e l aan COVID -19?*

Epidemieën zijn door de geschiedenis heen een constante geweest, zelfs sinds de oudheid.

Tot de meest dodelijke behoren de Justinian Plague (541-542), de Black Death (1346-1353), Pokken (1520), de Spaanse griep (1918-1920) en HIV / AIDS (1981-heden), die elk tussen de 25 en 50 miljoen doden veroorzaakten.

We kunnen ook de Antonine Plague (165-180), de Third Plague(1855), de R Flu gebruikt (1889-1890) de Cólera (1817-1923),de A septische Flu (1957-1958) en de Flu Hong Kong (1968-1970).

Tot de meest recente behoren de Mexicaanse griep (2009-2010), ebola (2014-2016) en die veroorzaakt door coronavirussen.

## 69. Eerdere epidemieën van het coronavirus

*-Wat waren de eerdere epidemieën veroorzaakt door coronavirussen?*

Vóór de huidige werden er twee gevallen geregistreerd. Het eerste dat opdook was het ernstige acute respiratoire syndroom (SARS-CoV), tussen november 2002 en juli 2003. Het begon in het zuiden van China en mondde uit in 17 landen, hoewel de meeste gevallen zich voordeden in China en Hong Kong. Het veroorzaakte 800 doden, met een letaliteit van 9,6%.

De tweede was het ademhalingssyndroom in het Midden-Oosten (MERS-CoV), in juni 2012. Het eerste geval werd geregistreerd in Saoedi-Arabië en vervolgens verspreid naar 27 landen in Azië, Europa, Afrika en Noord-Amerika. Het was dodelijker dan het vorige (34,5 %) en veroorzaakte 850 doden.

## 70. Begin, ontwikkeling en einde van de pandemie

*-Wat zijn de fasen van een pandemie?*

De pandemie is een epidemie die alle van invloed op de wereld. Volgens de Wereldgezondheidsorganisatie is het onderverdeeld in 7 fasen.

In het eerste geval circuleert het virus tussen dieren en wordt het niet op mensen overgedragen.

In het tweede geval infecteert het virus dat aanwezig is bij huisdieren en wilde dieren de mens.

In de derde fase krijgen kleine groepen mensen de infectie. Besmetting komt beperkt voor en onder specifieke omstandigheden. Het feit dat het virus tussen mensen wordt overgedragen, betekent niet noodzakelijkerwijs dat het een pandemie zal veroorzaken.

In de vierde s en controleer -menselijk transmissie en het virus genereert uitbraken in gemeenschappen. In dit stadium is er een verhoogd risico op het uitbreken van een pandemie, maar dit betekent niet noodzakelijkerwijs dat deze eraan komt.

In de vijfde fase wordt het virus onder de mens verspreid in ten minste twee landen in dezelfde regio. In dit stadium dreigt de pandemie en is de tijd voor maatregelen om de infectie te verminderen kort.

In de zesde of huidige pandemie en verspreidt de ziekte zich in verschillende regio's van de wereld.

In de zevende virus Het bereikte een piek en niveaus van de ziekte worden verminderd. Het is echter onzeker of er in de toekomst nog meer golven zullen zijn.

## 71. Mogelijkheden van lokale endemen

*-Wat is een lokale endemie?*

De endemische term verwijst naar de toestand van een besmettelijke ziekte die permanent of op een regelmatige datum een specifiek land of regio treft.

Het resulteert in een toestand die een tijdje op een specifieke plaats aanhoudt en een aanzienlijk aantal mensen aanvalt. Het cijfer varieert echter niet dramatisch en is altijd stabiel.

De ziekte kan al dan niet ernstig zijn en op een gegeven moment kan het een epidemie worden.

*-Wat is de oorzaak van deze endemen?*

Over het algemeen komen ze voor als gevolg van economische, culturele, sociale, ecologische en biologische factoren.

Ze kunnen bijvoorbeeld te wijten zijn aan het gebrek aan preventie, elementaire sanitaire voorzieningen en waterbeheersing, aan bepaalde klimatologische omstandigheden die besmetting bevorderen of aan de gevoeligheid van mensen, naast andere mogelijkheden.

*-Wat zijn enkele voorbeelden van endemische ziekten?*

Onder hen kunnen we malaria, de ziekte van Chagas, dengue, gele koorts, tuberculose en kinkhoest noemen, die bepaalde delen van de wereld aanvallen.

## 72. Lokale, nationale en internationale maatregelen

*-Welke maatregelen worden op lokaal niveau aanbevolen om de pandemie te stoppen?*

Op lokaal niveau is de aanbeveling dat mensen thuis blijven, wegblijven van zieken en persoonlijk contact met anderen zoveel mogelijk beperken.

Dit omvat ook het vermijden van handen schudden, anderen knuffelen of kussen, en het niet bezoeken van kwetsbare doelgroepen, zoals in verpleeghuizen of ziekenhuizen, baby's of mensen met een aangetast immuunsysteem.

Daarnaast wordt de burgers aangeraden om in geval van risico op COVID-19 de gezondheidscentra te raadplegenenalgemene zorg te volgen om infectie te voorkomen, zoals veelvuldig handenwassen.

Met betrekking tot het gebruik van gezichtsmaskers moeten de instructies die worden aanbevolen door de lokalegezondheidsdienst worden opgevolgd.

*-Welke maatregelen worden op nationaal niveau aanbevolen om de pandemie te stoppen?*

Wanneer het virus in het hele land voorkomt, kunnen de autoriteiten maatregelen voor sociale afstand nemen om de kans op overdracht van de ziekte te verkleinen.

Dit kunnen niet-essentiële algemene quarantaines zijn metsluiting van fabrieken, kantoren, banken, scholen, theaters, bioscopen, winkelcentra, restaurants, sportscholen en winkels, en opschorting van shows en sportieve,culturele en sociale evenementen.

Ook het sluiten van grenzen en het verbod om zonder rechtvaardiging uit te gaan.

De implementatie van deze praktijken vereist brede deelname van de gemeenschap en continue en transparante communicatie over de volksgezondheid.

*-Welke maatregelen worden op internationaal niveau aanbevolen om de pandemie te stoppen?*

Van internationaal niveau wordt verwacht dat humanitaire hulp en gezamenlijk werk de ziekte onder controle houden en een remedie vinden.

Afgezien van de algemene aanbevelingen van de Wereldgezondheidsorganisatie zijn op dit moment echter alleen individuele reacties van landen gezien op basis van hun eigen belangen en behoeften, en het was niet mogelijk om het probleem wereldwijd aan te pakken met maatregelen gemeenschap.

De pandemie vormt een wereldwijd crisisscenario dat naast gezondheid ook economisch is als gevolg van verlamming van activiteiten.

Daarom moeten de maatregelen die op internationaal niveau worden genomen, steun en samenwerking op beide gebieden omvatten.

## 73. Quarantaine en sociaal isolement

*-Wat is een quarantaine?*

De quarantaine is een preventieve isolatie l die wordt onderworpen aan een persoon of dier voor een periode van tijd, om gezondheidsredenen s.

Het is van toepassing voor degenen die expuest waren of is een besmettelijke ziekte, maar niet per se besmet. Het doel is om tijdens dit proces te controleren of de persoon tekenen van de ziekte vertoont of niet.

*-Waarvoor dienen quarantaine en sociaal isolement?*

Dit is als s dient aangegeven te beperken de keten transmissie.Door het aantal besmette mensen te verminderen, worden kwetsbare burgers beschermd en wordt de behoefte aan ziekenhuiszorg verminderd,waardoor de ineenstorting van het gezondheidssysteem wordt voorkomen.

*-Waarom zijn COVID -19 quarantaineperioden van 14 dagen?*

Dit komt omdat de maximale tijd die verstrijkt tussen de infectie van een persoon en het optreden van de symptomen van de ziekte 14 dagen is.

Dit voorkomt dat geïnfecteerde mensen zonder tekenen de ziekte blijven overdragen aan anderen zonder het te weten.

## 74. Individuele bescherming voor zieken

*-Wat moet een persoon doen als hij denkt dat hij besmet is met COVID -19?*

Dan is de persoon moet worden benaderd in de vorm direct naar de aangewezen lokale instelling voor de evaluatie, de diagnose en de behandeling van de ziekte.

Tenzij u dringende medische hulp nodig heeft, wordt u hoogstwaarschijnlijk aanbevolen om u thuis te isoleren en uw symptomen onder controle te houden.

*-Welke beschermingsmaatregelen moeten in deze gevallen worden genomen?*

Voor zover mogelijk, moet de patiënt weg te blijven van andere mensen en de dieren die u in het huis. U mag ook geen bezoeken krijgen of uw huis verlaten, tenzij u spoedeisende zorg nodig heeft.

In het geval dat u bij anderen woont, moet u, wanneer ze zich in dezelfde kamer bevinden, een kinband gebruiken die uw mond bedekt, zolang dit uw ademhaling niet belemmert.

In het ideale geval moet u, als de omstandigheden dit toelaten, in een aparte kamer van de rest verblijven en een andere badkamer gebruiken. Het is ook aan te raden om uw eigen servies, glazen, bestek, beddengoed en handdoeken te gebruiken en deze niet met anderen te delen.

Als u hoest of niest, moet u dit doen in een wegwerpdoekje en uw handen onmiddellijk wassen met water en zeep.

*-In welke gevallen moet u een arts bellen?*

Als het beeld verslechtert en de patiënt heeft moeite met ademhalen, hoge koorts of is verwarren of ofis omnolientofeen arts raadplegen.

## 75. Individuele bescherming van uw contacten

*-Wat moeten de nauwe contacten van een patiënt met COVID -19 doen?*

Deze mensen moeten zich ook isoleren, in quarantaine plaatsenen contact met anderen vermijden.

Als de patiënt in hetzelfde huis als de geïnfecteerde woont en de kinband niet kan gebruiken, moeten de verzorgers dat in dezelfde kamer doen.

Bovendien worden ze aangemoedigd om gedeelde ruimtes te ventileren, hetzij door een raam te openen of een luchtfilter aan te zetten.

Aan de andere kant moeten ze, net als de rest van de mensen, de beschermingsmaatregelen volgen, zoals regelmatig hun handen wassen en de meest aangeraakte objecten desinfecteren, zoals mobiele telefoons, lichtschakelaars, afstandsbedieningen en deurgrepen.

Bij het aanraken en wassen van de kleding, lakens en handdoeken van de patiënt is het raadzaam handschoenen te dragen en warm water en afwasmiddel te gebruiken.

*-Hoe lang moeten deze contacten geïsoleerd blijven?*

Deze mensen moeten 14 dagen geïsoleerd blijven vanaf het laatste contact met het bevestigde geval.

Als u in hetzelfde huis woont, moeten er 14 dagenverstrijken vanaf de laatste dag waarop deze patiëntsymptomenvertoonde.

## 76. Bescherming van medisch personeel

*-Welke beschermingsmaatregelen moeten gezondheidswerkersvolgen?*

Deze werknemers moeten volgen strenge hygiënische normeneninfectie controle is om de risico's van besmetting te beperken.

Dit omvat persoonlijke beschermingsmaatregelen,desinfectievan omgevingen en correct afvalbeheer.

*-Wat voor soort bescherming moeten ze gebruiken bij het omgaan met geïnfecteerde patiënten?*

Bescherming omvat het gebruik van speciale kleding, zoals petten, chirurgische medische maskers, latexhandschoenen, een waterdichte jurk met lange mouwen, wegwerpbare schoenovertrekken en lekvrije lenzen.

Bovendien moeten ze voor en na contact met de patiënt en bij het binnenkomen en verlaten van het ziekenhuis strikte handhygiëne volgen.

*-Hoe is de behandeling van ziekenhuisafval?*

Het afval volgt een protocol voor decontaminatie, inzameling en verwijdering dat vergelijkbaar is met het protocol dat wordt gebruikt voor andere soorten vergelijkbare micro-organismen.

Dit afval wordt beschouwd als klasse III of als speciaal biosanitair afval.

## 77. Bescherming van verzekeringspersoneel

*-Welke beschermingsmaatregelen moeten de verzekeraars volgen?*

In het geval dat ze in contact komen met geïnfecteerde patiënten, moeten ze dezelfde beschermingsmaatregelen volgen als die van gezondheidswerkers.

In het geval dat ze geen specifiek contact onderhouden, moeten ze de algemene aanbevelingen voor preventie en zorg volgen die geldig zijn voor de hele bevolking.

## 78. Verklaring van stopzetting van de quarantaine

*-Wanneer wordt de quarantaine stopgezet?*

Zoals we hebben uitgelegd, duurt de quarantaine voor nauwe contacten en vermoedelijke gevallen 14 dagen.

In het geval van de algemene quarantaines die veel landen aan al hun burgers opleggen, eindigen ze wanneer de door de gezondheidsautoriteiten vastgestelde tijd van preventief isolement verstrijkt.

Eenmaal voltooid, wordt de terugkeer naar activiteiten geleidelijk uitgevoerd, met speciale aandacht voor de meest kwetsbare doelgroepen.

*-Wanneer krijgt een COVID -19- patiënt medische ontslag?*

Om te worden ontslagen, moeten deze patiënten stabiel en koortsvrij zijn en moeten de longbeelden een significante verbetering vertonen zonder tekenen van orgaandisfunctie.

Bovendien moeten ademhaling en spraak worden genormaliseerd en moet de persoon ten minste 3 dagen bij bewustzijn zijn.

Ten slotte moeten ze twee opeenvolgende negatieve resultaten hebben op verschillende dagen van de PCR-test, die de aanwezigheid van ribonucleïnezuur, het genetische materiaal van het virus, detecteert.

## 79. Verklaring van beëindiging van verzending

*-Wat zijn de criteria om het einde van de overdracht van een virus te verklaren?*

De criteria zijn in het bijzonder per geval afhankelijk van onder meer de kenmerken van het virus, de vorm van infectie, de geïnfecteerde mensen, hun ontwikkeling en behandeling.

In het geval van het Éball- virus werd de uitbraak bijvoorbeeld beëindigd zodra 42 dagen waren verstreken sinds het laatste bevestigde geval tweemaal op rij negatief was in de bloedtesten die werden uitgevoerd om de aanwezigheid ervan te detecteren.

Deze 42 dagen waren gelijk aan tweemaal de maximale incubatietijd van de infectie. Daarom was het na die periode mogelijk om de onderbreking van de overdracht van de ziekte van persoon op persoon te bevestigen.

Wat het nieuwe coronavirus betreft, zijn de toegepaste criteria nog onbekend.

## 80. Aangifteplichtige ziekte

*-Wat zijn meldingsplichtige ziekten?*

Aangifteplichtige ziekten s op voorwaarden die wordenbeschouwd als van groot belang voor de volksgezondheiden de gezondheidsautoriteiten van het land vereisen artsen, laboratoria en ziekenhuizen die op de hoogte wanneer ze worden gediagnosticeerd.

De COVID -19 is een van deze ziekten.

*-Wat is het doel van deze melding?*

Hun communicatie maakt het mogelijk om statistische gegevens over de ziekte te kennen. Dit is erg handig voor onderzoekers om hun uitbraken te volgen, te begrijpen hoe ze zich verspreiden en deze te beheersen.

# Deel VIII. Preventie van ziekte

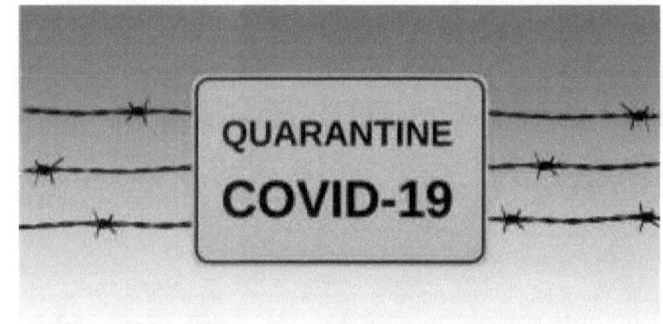

## 81. Bewaking voor symptoomvrije contacten

*-Dokter Mario, moeten asymptomatische of milde symptomen in het ziekenhuis worden opgenomen?*

Nee. Patiënten die geen symptomen hebben of bij wie ze zeer mild zijn - een beetje hoesten, koorts onder 38 graden, verstopte neus, algemeen ongemak - hoeven niet in het ziekenhuis te worden opgenomen en kunnen thuis herstellen en in quarantaine gaan.

Alleen ziekenhuisopname moeten worden geëvalueerd als ze mensen met chronische gezondheidsproblemen of die beschikken over een immuunsysteem verzwakt.

*-Wat is de bewaking die deze patiënten thuis moeten volgen?*

Deze patiënten moeten koorts onder controle houden en contact opnemen met een arts als deze hoger is dan 38 graden, of als ze moeite hebben met ademhalen, constante geur of druk op de borst, veranderingen in mentale toestand, verwarring, problemen met wakker worden of een blauwachtige tint op de lippen of het gezicht.

## 82. Zorgen voor de patiënt met COVID -19 thuis

*-Welke zorg moet thuis worden genomen bij een coronaviruspatiënt?*

Waar mogelijk moet de patiënt in een aparte kamer worden gehouden en mag hij niet worden bezocht of het huis verlaten, tenzij zijn symptomen verergeren.

In aanwezigheid van andere mensen moet je jezelf met een kinband bedekken en een afstand van meer dan twee meter aanhouden. Als u hoest of niest, moet u dit doen in een wegwerpdoekje en uw handen onmiddellijk wassen met water en zeep.

Aan de andere kant is het belangrijk om gedeelde ruimtes te ventileren, ofwel door een raam te openen of een luchtfilter aan te zetten, en het aantal zorgverleners te beperken. Voor deze taak is het ideaal om een jongere aan te stellen die in goede gezondheid verkeert en geen chronische ziekten heeft.

Daarnaast moet de patiënt verschillende borden, glazen, bestek, beddengoed en handdoeken gebruiken.

Tenslotte moeten voorwerpen die vaak worden aangeraakt, worden gedesinfecteerd en moeten alle bewoners van het huis de algemene zorg voor de ziekte volgen, zoals handen wassen en het vermijden van aanraking van ogen, neus en mond.

## 83. Overdracht van verdachten of zieken

*-Wat moet er gebeuren als een verdachte of zieke patiënt moet worden overgeplaatst?*

Vervoer moet plaatsvinden in speciaal daarvoor aangewezen voertuigen, waar mogelijk onder ambulances met onderdruk. Deze auto's moeten regelmatig worden gedesinfecteerd.

Aan de andere kant moeten zowel de metgezel van de patiënt als het medisch personeel een masker en beschermende pakken dragen om besmetting te voorkomen.

-*Wat zijn ambulances onder negatieve druk?*

Het zijn ambulances met technische middelen waarmee de luchtdruk in het voertuig lager kan zijn dan de buitendruk. Op deze manier kan de lucht worden gefilterd en gezuiverd voordat deze wordt uitgestoten, waardoor de kans op infectie en overdracht van het virus wordt geminimaliseerd.

## 84. Gecompliceerde ziekenhuisopname

-*In welke patiënten met COVID -19 wordt ziekenhuisopname aanbevolen?*

Ziekenhuisopname is aanbevolen dat is mensen met een ernstige of ernstige ziekte of chronische gezondheidsproblemen in verband.

Met ernstige ziekte worden bedoeld patiënten met een ademhalingsfrequentie van meer dan 30 ademhalingen per minuut; een zuurstofsaturatie in het bloed van minder dan 93 procent; een Kirby- of PaO2 / FiO2-index (die indirect longletsel meet) minder dan 300; en longinfiltraten (kenmerkend voor een infectie) van meer dan 50 procent in 24-48 uur.

Intussen is de ernstig zieke zij zijn degenen met respiratoire insufficiëntie met behoefte aan mechanische ventilatie zal septische de sprongen.

## 85. Ziekenhuizen voor kortdurende opname

*-Hoe is het beheer van patiënten met COVID-19 in ziekenhuiscentra?*

Idealiter worden deze patiënten geïsoleerd in individuele kamers. Als dit vanwege het beperkte aantal kamers niet mogelijk is, is het acceptabel om mensen met COVID-19 op dezelfde plaats te groeperen, met altijd een minimale afstand van 1,5 meter tussen de bedden.

In verdachte gevallen moeten de resultaten van de tests worden afgewacht voordat ze in deze gedeelde kamers worden geplaatst, omdat velen mogelijk andere luchtwegaandoeningen hebben die niet gerelateerd zijn aan dit virus.

*-Welke voorwaarden moeten deze isolatiekamers hebben?*

Deze ruimtes moeten voldoende materiaal hebben voor handen wassen en hygiëne, ventilatie, geschikte afvalcontainersenindicaties op de deur en binnen, wat aangeeft dat het een isolatiezone is.

Aan de andere kant moeten specifieke hygiëne- en desinfectiemaatregelen worden genomen en mag toegang alleen worden toegestaan aan bevoegd personeel.

*-Hoe voorkom je besmetting in ziekenhuiscentra?*

Deze centra moeten strikt volgen s normen van hygiëne en infectiebestrijding om het risico te verminderentransmissie.Dit geldt ook voor persoonlijke beschermingsmaatregelen, hygiëne, milieu-desinfectie en afvalbeheer, onder andere acties.

Aan de andere kant moet iedereen die deze ziekenhuizen bezoekt een masker dragen en nauw contact vermijden met patiënten met symptomen van luchtwegaandoeningen. Ze moeten ook hun handen wassen met zeep of een op alcohol gebaseerd ontsmettingsmiddel, hun neus en mond bedekken met wegwerpdoekjes bij hoesten of niezen, en de rest van de preventieve zorg in deze gevallen volgen.

## 86. Intensieve zorg en beademing

*- Hoe is de behandeling voor de COVID -19?*

Er zijn momenteel geen specifieke vaccins of antivirale behandelingen tegen dit virus. S Hof toevoegde, depatiëntenkan zorg medische om de symptomen te verlichten.De meeste mensen die besmet zijn met het virus herstellen met behulp van deze ondersteunende maatregelen.

*-Wat is de zorg voor deze patiënten?*

Wanneer de patiënt wordt opgenomen, wordt hij in rust op een bed geplaatst en goed gehydrateerd en in evenwicht gehouden, waarbij hij voortdurend zijn vitale functies en zuurstofsaturatie controleert.

Bloed, urine, C-reactief proteïne (PCR), biochemische indicatoren en stollingsfunctietests worden meestal uitgevoerdom te controleren of ze binnen de normale parameters vallen.

Arteriële bloedgasanalyse en beeldvormende tests van de borst worden ook periodiek uitgevoerd.

*-Wat is de behandeling bij veranderingen in zuurstofsaturatie?*

Als deze waarde minder dan 90 procent is, wordtaanvullende zuurstoftherapie toegepast, waaronder

onder meereen neuscatheter, een zuurstofmasker, high-flow transnasalezuurstoftherapie en niet-invasieve of invasieve mechanische beademing.

In gevallen waarin hypoxemisch acuut respiratoir falen niet reageert op conventionele behandeling, kunnen een high-flow neuscanule (HFNC) en niet-invasieve positieve drukventilatie (NIPPV) worden gebruikt.

## 87. Algemene en immunologische ondersteunende maatregelen

*-Wat zijn de algemene en immunologische ondersteunende maatregelen die bij deze patiënten worden gevolgd?*

Zoals ik al zei deze patiënten worden regelmatig gecontroleerd om te identificeren en behandelen van complicaties in verband met het virus, zoals de acute respiratory distress syndrome (ARDS), de sepsis en shockseptische.

Er zijn gevallen waarin ze zuurstoftherapie, vloeistofvervanging of antibacteriële behandelingen krijgen aangeboden. Antivirale middelen en andere bijbehorende therapieën worden ook bij sommige patiënten getest.

*-Wat zoek je met deze maatregelen?*

Hiermee wordt getracht de twee belangrijkste componenten van de ziekte aan te vallen. Aan de ene kant de virale infectie zelf, waarvoor bepaalde medicijnen worden getest, en aan de andere kant, wanneer de longontsteking vordert, ernstige ontsteking van de longen, die wordt geprobeerd te bestrijden met medicijnen voor het immuun- en ontstekingsproces.

## 88. Antivirale middelen, antibiotica en steroïden

*-Is er een geneesmiddel om COVID-19-infectie te voorkomen of te behandelen?*

Momenteel wordt er geen specifieke medicatie aanbevolen om deze ziekte te voorkomen of te behandelen. Echter, zijn ze studeren sommige behandelingen en er zijn diverse lopende klinische proeven om hun effectiviteit te testen.

*- Zijn ze effectieve antibiotica voor de behandeling van de COVID -19?*

Nee. Antibiotica zijn alleen effectief tegen bacteriële infecties. Deze ziekte wordt veroorzaakt door een virus, dus deze medicijnen werken er niet tegen.

Tijdens de ziekenhuisopname kan de patiënt echter antibiotica krijgen om te voorkomen dat ze secundaire bacteriële infecties oplopen.

*- Is er een effectieve antivirale therapie tegen de COVID - 19?*

Op dit moment is er geen antivirale therapie bewezen te werken tegen dit virus. Er zijn echter meerdere tests gaande om het gebruik van verschillende medicijnen te analyseren.

Voorlopige studies met enkele van deze geneesmiddelen lieten een daling van de virale lading in patiënten die lijden aan de COVID -19. Het bewijs is echter nog niet definitief en er is meer onderzoek nodig.

*-Wat worden de medicijnen getest?*

Deze omvatten chloroquine en h idroxicloroquina tweeantimalariamiddelen ook gebruik t voor de behandeling van auto-immuunziekten zoals de lupus en sommige vormen van artritis.

Ook remdesivir, een experimenteel medicijn oorspronkelijk ontwikkeld voor de behandeling van het virus É bal; en l opinavir / ritonavir, een combinatie van antiretrovirale middelen die worden gebruikt voor hiv.

Andere tests zijn met iterferon Beta b1, een molecuul dat door het lichaam zelf wordt aangemaakt om virale infecties te bestrijden en dat helpt bij het reguleren van ontstekingen; en colchicine, een agent krachtige anti – inflammatoiregebruiktin de behandeling en preventie van jicht en deMiddellandse Zee koorts Family.

Andere onderzochte geneesmiddelen zijn o seltamivir, r ibavirine,p encyclovir, n itazoxanide, n afamostat, t ocilizumab, azithromycine, c orticosteroïden en i nmunoglobuline IV.

*-Waarom worden oude antivirale middelen gebruikt als bewijs bij deze behandelingen?*

Deze maatregel is vooral effectief omdat dit remedies zijn waarvan het veiligheidsprofiel, de bijwerkingen, de dosering en de farmacologische interacties bekend zijn, die de implementatie ervan zouden vergemakkelijken als ze effectief zijn.

*-Wat zijn corticosteroïden?*

De corticosteroïden zijn drugs zoals hormonen geproduceerd door de bijnieren. Ze worden gebruikt om te verminderen ontsteking en in veel gevallen van invloed op een l immuunsysteem.

Het zijn over het algemeen zeer krachtige medicijnen die bijwerkingen veroorzaken, waarvoor ze bij gebruik meestal voor een korte periode worden aangegeven.

- *In welke gevallen van COVID-19 wordt het gebruik van corticosteroïden aanbevolen?*

Deze medicijnen worden aanbevolen voor patiënten met acute respiratory distress syndrome die mechanische beademing krijgen. Maar hun effectiviteit als onderdeel van de therapie tegen de COVID-19 is nog niet definitief bevestigd.

## 89. Huidige en toekomstige vaccins

- *Is er een vaccin momenteel tegen de COVID-19?*

Nee. Op dit moment is er geen vaccin tegen dit virus.

- *Beschermen longontstekingsvaccins tegen deze ziekte?*

Nee. Longontstekingsvaccins, zoals pneumokokken en*Haemophilus influenzae* type B (Hib) -vaccin, bieden geen bescherming tegen het nieuwe coronavirus.

Echter, hoewel ze niet effectief tegen de COVID-19, veel patiënten wordt aangeraden om ze te nemen voor een goede gezondheid te behouden.

- *Hoe lang dat kan duren voordat een vaccin tegen de ontwikkeling van de COVID-19?*

Naar schatting kan de ontwikkeling tussen de 6 maanden en anderhalf jaar duren.

De termijnen zijn over het algemeen veel langer, maar het is mogelijk dat in deze wereldwijde crisissituatie deinternationaleregelgevende instanties meer flexibiliteit zullen hebben om deze goed te keuren.

## 90. Chronisch slechte controle

*-Hoe is de controle van chronische patiënten in tijden van COVID -19?*

Deze patiënten moeten uiterst voorzichtig zijn, aangezien het virus bij patiënten met chronische ziekten meestal ernstiger is.

Gedurende deze periode wordt aangeraden om niet naar ziekenhuizen te gaan en dit alleen in noodgevallen te doen, om de kans op infectie te verkleinen.

Veel regelmatige controles van uw aandoeningen kunnen bijvoorbeeld op afstand worden uitgevoerd, telefonisch of via een videoconferentie.

In gevallen waarin het nodig is om naar een ziekenhuiscentrum te gaan, is het belangrijk dat ze vooraf een schema opstellen om de tijd van het bezoek te beperken en alle beschikbare beschermende maatregelen te nemen.

## 91. Vitaminen en voeding

*-Welke voedingszorg wordt aanbevolen tijdens de COVID-19- uitbraak?*

In deze periode is het vooral belangrijk om een evenwichtig dieet en eet op een dagelijkse eiwit voedingsmiddelen zoals vis, vlees, hu Evos, melk, peulvruchten en noten. Ook verse groenten en fruit.

Je moet ook minstens anderhalve liter water per dag drinken.

*-Welke voedingsmiddelen moeten tijdens de pandemie worden vermeden?*

Gedurende deze tijd wordt aanbevolen om vasten, diëten en het eten van rauw voedsel, vlees van wilde dieren of weinig bekende producten te vermijden.

*-Zijn vitaminesupplementen aanbevolen?*

Zolang de pandemie voortduurt, kan het dieet worden aangevuld met multivitaminen, mineralen en diepzeevisolie.

Aan de andere kant kan suppletie met vitamine D acute luchtweginfecties helpen voorkomen.

## 92. Beheer van sociale en individuele stress

*-Wat is stress?*

Stress is een gevoel van vermoeidheid en fysieke of emotionele spanning die ontstaat als reactie op een moeilijke situatie, vraag of gedachte om ermee om te gaan.

Het kan verschillende mentale en fysieke aandoeningen veroorzaken, evenals frustratie, woede en nervositeit.

*-Wat zijn de effecten?*

Hun meest voorkomende effecten zijn van de pijn is hoofd en de borst, de spierspanning, devermoeidheid,deveranderingen in seksueel verlangen, de maagklachten endeslaapproblemen.

Op zijn beurt, het kan ook van invloed op de stemming en het genereren van angst, rusteloosheid, gebrek aan motivatie, prikkelbaarheid, woede en verdriet.

Een ander gevolg is dwangmatig gedrag, zoals overmatig eten, drugsverslaving, alcoholisme en roken.

*-Wat kan ik doen om stress tijdens quarantaine te beheersen?*

Quarantaine genereert onvermijdelijk een quotum vanspanning,omdat dit een verandering in routine en een nieuwe en onzekere situatie impliceert.

In dit kader is het belangrijk om de dagelijkse gebruiken zoveel mogelijk in stand te houden, zoals de tijden dat we opstaan, eten en slapen.

Een ander belangrijk punt is om jezelf niet te isoleren. Zelfs op afstand is het van vitaal belang om in contact te blijven met familie en vrienden, of dit nu via oproepen, berichten of videoconferenties is. L os links zijn een groot kussen van stress en helpen om niet alleen te voelen.

Aan de andere kant wordt aanbevolen om ontspanningstechniekente oefenen, gezond te eten, fysiek actief te zijn, op de juiste manier te rusten en drugs- en alcoholmisbruik te vermijden.

*-Wat kunnen we doen om niet in paniek te raken tijdens de pandemie?*

In aanvulling op het bovenstaande, is het noodzakelijk om doseren van de hoeveelheid informatie die we blootgesteld.

Tijdens deze situaties verspreiden zich veel alarmerendnieuws en valse geruchten, wat een groter gevoel van angst, angst en angst kan veroorzaken. Daarom is het belangrijk om op betrouwbare wijze op de hoogte te blijven en slechts een paar keer per dag om niet verzadigd te raken.

Ten slotte is het essentieel om je te concentreren op recreatieve en plezierige activiteiten, zoals naar muziek luisteren, lezen of films kijken, om je hoofd bezig te houden en met positieve gedachten.

*-Wat zijn de aanbevelingen om jonge kinderen in dit stadium te helpen?*

De reacties van kinderen zullen grotendeels afhangen van de acties van de ouders. Als volwassenen nerveus en gespannen zijn, zullen ze dit doorgeven aan hun kinderen. Daarom is het belangrijk om kalm te blijven en een gevoel van kalmte te creëren.

Kinderen mogen niet worden verborgen voor wat er gebeurt. De situatie moet hen eerder in de juiste woorden en toon worden uitgelegd voor hun respectieve leeftijden.

Bovendien is het gedurende deze tijd van cruciaal belang om de gezinsroutines zoveel mogelijk te handhaven en hen aan te moedigen om recreatieve en recreatieve activiteiten uit te voeren die hen helpen hun gevoelens op een positieve manier te uiten.

In dergelijke situaties is het normaal dat kinderen om meer verslaving te zoeken en meer veeleisende s ouder, dus je moet geduldig zijn en begrip.

## 93. Natuurlijke en traditionele behandelingen

*-Zijn er traditionele natuurlijke behandelingen te voorkomen of te genezen van de COVID -19?*

Momenteel zijn er geen aanwijzingen voor therapieën van dit type die de ziekte genezen of voorkomen.

Echter, sommige natuurlijke of traditionele behandelingenkunnen helpen verlichten van een aantal van de symptomen veroorzaakt door de COVID -19.

*-Welke Chinese kruiden worden algemeen gebruikt tegen dit virus?*

Sommige van kruiden formuleringen werden wortelstokphragmitis (lu gen), wortelstok Imperatae (Baimao gen), radix angelicae dahuricae (baizhi), wortelstokatractylodisMacrocephalae (Baizhu), wortelstok atractylodis (cangzhu), Kamperfoelie (jinyininel Hua), herba pogostemonis (Huoxiang),radix et rhizoma rhodiolae crenulatae (hongjingtian),wortelstok dryopteridiscrassi rhizomatis (Guanzhong), wortelstok polygonicuspidati (huzhang), fructustsaoko (cao gutaciu), foliummori (sang e), radixastragali praeparata (Huangqi), radix ligusticibrachylobi (fang feng) en herba eupatorii (peilan).

Dit soort formules mag echter alleen worden gebruikt onder begeleiding van gespecialiseerde artsen.

*- Comer knoflook kan helpen voorkomen l aan COVID -19?*

Knoflook is een gezond voedingsmiddel dat bepaalde antimicrobiële eigenschappen kan hebben. Op dit moment is er echter geen bewijs dat het eten ervan deze aandoening helpt voorkomen.

# Deel IX. Individuele en collectieve voorzorg

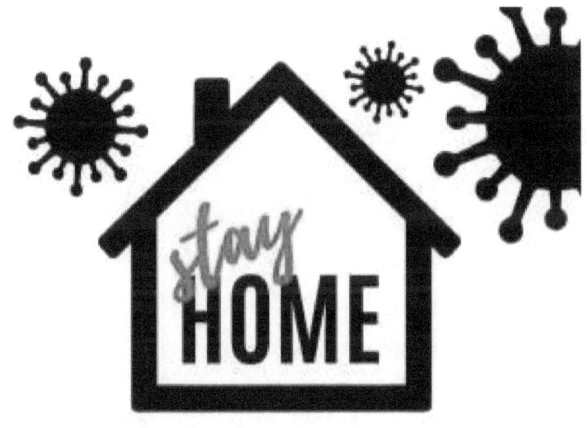

## 94. Zorg voor het weer

*- Dokter Mario, is het waar dat ik naar COVID -19 niet kan worden in gebieden verzonden met zeer warm weer?*

Nee. Het onderzoek dat tot nu toe is uitgevoerd, geeft aan dat het virus in elke regio kan worden overgedragen, ook in warme en vochtige klimaten. Daarom is het belangrijk om alle noodzakelijke beschermings- en verzorgingsmaatregelen te nemen, ongeacht de klimatologische omstandigheden van de plaats waar u woont.

*-Is het waar dat blootstelling aan zonlicht of hoge temperaturen besmetting voorkomt?*

Nee. Dit is ook onjuist. Het virus kan zelfs op zeer warme en hete dagen worden opgelopen.

*- Kan blootstelling aan intense kou en sneeuw het virus doden?*

Nee. Over het algemeen behoudt het menselijk lichaam zijn temperatuur rond 36,5 en 37 gram, ongeacht wat de buitentemperatuur is of de meteorologische omstandigheden van de plaats waar de persoon zich bevindt. Het heeft dus geen zin om jezelf bloot te stellen aan extreme kou of sneeuw.

*-Voorkomt baden met heet water infectie met COVID -19?*

No. Bañarse geen warm water biedt geen bescherming tegen het virus. De lichaamstemperatuur blijft ook gelijk, ongeacht de watertemperatuur.

## 95. Gebruik en hetzelfde m tot mascara

*- Is dat nodig om maskers dragen om zich permanent te beschermen tegen l tot COVID -19?*

Aanvankelijk was de aanbeveling het gebruik van maskers door degenen die symptomen van de ziekte vertonen of die niet voor of in contact met een zieke persoon zorgen, zonder dat de hele gemeenschap het nodig heeft. Echter, onlangs als gevolg van het hoge aantal besmettingen, verschillende instanties zoals de FDA in de Verenigde Staten, adviseren het dragen van maskers en zelfs kinband s huis - gemaakt voor bescherming.

Deze maskers zijn wegwerpbaar en kunnen maar één keer worden gebruikt, dus het is belangrijk om ze rationeel te gebruiken om te voorkomen dat ze opraken.

*-Wat is de juiste manier om deze maskers te gebruiken?*

Was uw handen voordat u het masker aanraakt met water en zeep of met een desinfectiemiddel op alcoholbasis. Dan moet je het zorgvuldig inspecteren op scheuren of gaten.

Bij het leggen moet de juiste zijde naar buiten zijn gericht, die over het algemeen gekleurd is. Het moet zowel de mond en kin als de neus bedekken.

De kinband moet worden vervangen zodra deze nat is. Bij het weggooien moeten de elastische banden van achter de oren worden verwijderd, weg van het gezicht en kleding om te voorkomen dat potentieel besmette oppervlakken worden aangeraakt. Vervolgens moet het in een gesloten container worden gegooid.

Ten slotte moet u na het hanteren uw handen opnieuw wassen.

*-Hoeveel soorten maskers zijn er?*

Er zijn 3 hoofdtypen. Sommige zijn de ademhalingsmaskers N95 / KN95, die 95 procent van de deeltjes filteren met een aerodynamische diameter groter dan of gelijk aan 0,3 µm.

Anderen zijn chirurgische wegwerpmaskers, die 3 beschermingslagen hebben. De externe voorkomt dat druppelshet masker binnendringen, de interne heeft een filter om 90 procent van de deeltjes met een diameter groter dan 5 µm te blokkeren, en de interne die in contact komt metneus en mond absorbeert vocht.

Ten slotte zijn er de katoenen kinbanden, die zwaar zijn en niet goed op het gezicht passen, dus ze zijn niet erg effectief tegen virussen.

*-Wanneer moet een masker worden vervangen?*

Alle soorten maskers moeten regelmatig worden vervangen. Vooral als het moeilijk is om er doorheen te ademen, als het beschadigd is, als het zich niet correct kan aanpassen aan de contouren van het gezicht, als het besmet is met bloed of ademhalingsdruppels of na contact te hebben gehouden met een geïnfecteerde patiënt.

## 96. Handen wassen

*-Waarom is het belangrijk om regelmatig uw handen te wassen om besmetting te voorkomen?*

Handen wassen is de sleutel, want als je klaar bent met zeep en water of met behulp van een alcohol - op basis van de hand ontsmettingsmiddel werd gedood n het virus die kunnen worden op hen.

De handen zijn een belangrijk aandachtspunt bij de overdracht via water, voedsel, bloed, ademhalingsdruppels, het spijsverteringskanaal en direct en indirect contact.

*-Hoe moet je je handen wassen?*

Voor een effectieve wassen moet worden toegepast tal van zeep en scrub palm s voor het genereren van eenheleboel van schuim. Dit moet dan tussen de vingers, onder de nagels en de buitenkant van de handen worden doorgegeven.

Vervolgens moet u uw vingertoppen meerdere keren tegen uw handpalmen wrijven, inclusief uw duimen. Ten slotte moet je met de andere hand over de polsen wrijven en met veel water spoelen.

De wasbeurt moet minimaal 20 seconden duren.

*-Wat zijn de belangrijkste momenten voor handhygiëne?*

Het is essentieel om je handen te wassen na niezen of hoesten; na contact met een geïnfecteerde persoon; voor, tijdens en na het koken; voor het eten; na naar de badkamer te zijn gegaan; na het aanraken van een dier; bij het bereiken van het huis en na het aanraken van onder andere liftknoppen, deurkrukken en trapleuningen.

## 97. Alcohol en antibacterieel

*-Hoe kunnen we onze handen wassen als er geen water beschikbaar is?*

In deze gevallen kan een handdesinfecterend middel op basis van alcohol van 75% worden gebruikt, dat effectief is bij het inactiveren van het virus.

*-Hoe breng je de handdesinfecterende gel aan?*

Het wordt op de handpalm aangebracht en wrijft over het hele oppervlak van beide handen en vingers totdat het is opgedroogd. Dit proces duurt minimaal 20 seconden.

*- Is 75% alcohol ook effectief voor het desinfecteren van oppervlakken en objecten?*

S ik. 75% alcohol, chloroform, formaldehyde, desinfecterendemiddelen die chloor, perazijnzuur en ultraviolette stralen bevatten, kunnen het virus inactiveren, dus het reinigen van oppervlakken en voorwerpen met alcohol kan infectie voorkomen.

*- Doodt het lichaam het lichaam te besproeien met alcohol of chloor?*

Nee. Dit is nutteloos omdat het virus in het lichaam wordt aangetroffen. Sproeien van alcohol of chloor kan kleding en slijmvliezen van ogen en mond beschadigen, waardoor het gevaarlijk wordt.

Het gebruik ervan is alleen effectief voor het desinfecteren van oppervlakken en objecten.

*-Heeft het regelmatig spoelen van uw neus met zoutoplossing een infectie met COVID -19 te voorkomen?*

Nee. Er zijn geen aanwijzingen dat deze praktijk beschermt tegen infectie.

## 98. Levensstijl, lichaamsbeweging en mentale gezondheid

*-Welke levensstijl wordt aanbevolen tijdens de pandemie?*

Op dit moment is het belangrijk om goed te eten, regelmatig te sporten en minimaal 7 uur per dag voldoende te rusten.

Aan de andere kant is het noodzakelijk om een goede hygiëne te handhaven en de kamers regelmatig te ventileren.

Ten slotte wordt aanbevolen om niet te veel te werken, ontspannende en recreatieve activiteiten te ondernemen en drukke plaatsen te vermijden.

*-Waarom is het belangrijk om regelmatig te sporten?*

Het beoefenen van lichaamsbeweging helpt de algemene gezondheid, kwaliteit van leven en slaap te verbeteren. Het stelt u ook in staat om een voldoende gewicht te behouden, werkt samen bij het beheersen van stress en vermindert de kans op het oplopen van bepaalde ziekten, zoals diabetes type 2, cardiovasculaire problemen, obesitas, osteoporose, gewrichtspijn en borst- en darmkanker.

*-Welke oefeningsroutine wordt aanbevolen tijdens de pandemie?*

Gedurende deze tijd wordt een uitgebreid en constantprogrammaaanbevolen waarbij elk lichaamsdeel wordt getraind, waardoor de intensiteit geleidelijk toeneemt.

Als het vanwege quarantaine niet mogelijk is om naar buiten te gaan of naar een sportschool te gaan, is het raadzaam om op internet te zoeken naar trainingsroutines om thuis te doen.

*-Wat kunnen we doen om ons mentaal voor te bereiden op de pandemie?*

Tijdens deze fase is het begrijpelijk om een beetje angst en angst te voelen. Het is t of is natuurlijk en niet schuldig voor het ervaren van deze emoties te voelen.

Integendeel, je moet een manier vinden om stoom af te blazen, jezelf af te leiden en angst te verlichten.

Het regelmatig beoefenen van lichaamsbeweging;hetgebruik van ontspanningstechnieken zoals meditatie, yoga, acupunctuur of massage; meer tijd doorbrengen met familie en vrienden; belonen en het uitvoeren van activiteiten, zoals lezen, luisteren naar muziek, tekenen of het leren bespelen van een muziekinstrument kan helpen om te beheren van stress.

Zoek professionele ondersteuning als angst en angst ondraaglijk worden.

## 99. Ventilatie van huizen en kamers

*-Waarom is het belangrijk om het huis te ventileren?*

De omgevingen van de woning en de werkplek hebben de neiging om gesloten blijven, vooral in de winter en lage temperatuur dagen. Dit maakt ruimte luchtvervuiling snel als gevolg van de opsluiting en de activiteiten die plaatsvinden binnen, om te koken.

*-Hoeveel moet een ruimte worden geventileerd?*

Als de buitenlucht goed is, wordt aangeraden om minimaal driemaal per dag te ventileren, 's ochtends, 's middags en 's avonds. Ventilatie moet worden gehandhaafd gedurende 15-30 minuten minimaal.

## 100. Zorg in quarantaine

*-Welke speciale zorg moet worden gevolgd tijdens quarantaine?*

Vermijd tijdens quarantaine naar buiten te gaan en onderhoud zoveel mogelijk persoonlijk contact met anderemensen.

Bovendien moet de preventieve zorg maximaal worden nageleefd, in verband met veelvuldig handen wassen en desinfecteren van oppervlakken en objecten.

Aan de andere kant moet goede persoonlijke en huishoudelijke hygiëne worden gehandhaafd en moeten neus en mond worden bedekt met een wegwerpdoekje bij hoesten of niezen.

## 101. Bejaardentehuizen en gehandicapten

*-Welke speciale zorg moet worden gevolgd in verpleeghuizen en gehandicapten?*

In deze centra moeten buitenactiviteiten, de toegang van nieuwe bewoners en bezoeken door familie en vrienden worden beperkt om de risico's op besmetting te verminderen.

Aan de andere kant moet de plaats extreme maatregelen nemen op het gebied van hygiëne, desinfectie en persoonlijke en milieubescherming.

Bovendien moeten werknemers worden getraind in het voorkomen, beheersen en identificeren van gevallen van COVID-19. Deze moeten op hun beurt de zorg onder de bewoners opleiden en bevorderen.

Als een geïnfecteerde wordt gedetecteerd, moet deze onmiddellijk worden geïsoleerd en in quarantaine worden geplaatst om overdracht naar anderen te voorkomen.

## 102. Markten en supermarkten

*-Welke zorg moet in markten en supermarkten worden genomen om besmetting te voorkomen?*

In deze gevallen is het raadzaam om uw aankopen vooraf te plannen en alles tegelijk te kopen zodat u niet meerdere keren naar dezelfde plaats hoeft te gaan.

Binnen het pand wordt aanbevolen om de drukste uren te vermijden en altijd een veiligheidsafstand van twee meter aan te houden met andere klanten.

Het is belangrijk om niet over eten te praten, laat staan hoesten of niezen.

Daarnaast is het raadzaam om uw eigenboodschappentassen mee te nemen om te voorkomen dat u de karren en manden van de supermarkt gebruikt, en om met een kaart te betalen zodat u geen rekeningen en munten hoeft aan te raken.

## 103. Restaurants en eetzalen

*-Welke zorg moet worden genomen in restaurants en eetzalen?*

In deze ruimtes is het raadzaam om buiten de gebruikelijke uren te eten om de drukte te vermijden.

Als u wordt vergezeld, moet u tijdens het eten contact en een persoonlijk gesprek vermijden. Ook de desktop, om het verblijf op de plek zoveel mogelijk te beperken.

Aan de andere kant is het raadzaam om persoonlijke of wegwerpborden, glazen en bestek te gebruiken die niet met anderen worden gedeeld. Je moet ook je handen wassen voor en na het eten.

Personeel dat in restaurants en kantines werkt, moet maskers en handschoenen dragen, samen met reguliere beschermingsmiddelen. Op hun beurt moeten ze dagelijks hun temperatuur meten en zoeken naar symptomen die verband houden met het virus, zoals hoesten, diarree of ademhalingsproblemen om te voorkomen dat ze de voedselzekerheid beïnvloeden.

Ten slotte moeten op deze plaatsen ook hygiënische, reinigings- en desinfectiemaatregelen extreem zijn.

## 104 . Bioscopen en theaters

*-Welke zorg moet worden genomen in bioscopen en theaters?*

Tijdens de pandemie wordt aangeraden om geen bezoeken te brengen aan drukke en slecht geventileerde plaatsen zoals bioscopen en theaters.

Draag indien nodig een gezichtsmasker en houd zoveel mogelijk afstand van de rest van de toeschouwers.

Aan de andere kant moeten de organisatoren van dezeruimtes de dagelijkse hygiëne, ventilatie en sterilisatie van de kamers garanderen.

## 105 . Liften en trappen

*-Waarvoor moet men voorzichtig zijn bij liften en trappen?*

De lift moet met zo min mogelijk mensen worden genomen en een beschermend masker dragen. Het ideaal is om een voor een te reizen en als hij vol is, wacht je best op de volgende.

Bij voorkeur wordt het gebruik van trappen aanbevolen om van de ene verdieping naar de andere te gaan.

Terugkomend op de lift moeten de knoppen worden ingedrukt met een wegwerpdoekje en moeten de deuren langer open blijven om de ventilatie te vergroten.Bovendien moet de binnenkant regelmatig worden gereinigd en gedesinfecteerd.

Wat betreft de trap, je moet de afstand tot andere mensen respecteren en je hoeft de leuningen of de leuningen niet aan te raken, of doe het met wegwerphandschoenen.

## 106. Openbaar en particulier vervoer

*-Waarvoor moet men voorzichtig zijn bij het transport?*

In het openbaar vervoer moet nuttig zijn om te hijsen een beschermend masker. Bovendien moet u, in het geval dat u moet wachten op de aankomst van de bus of de metro, niet op de banken gaan zitten en op veilige afstand van andere mensen blijven.

Als het voertuig arriveert en vol is, wordt aanbevolen om op de volgende te wachten. Bij het betalen moet u bij voorkeur prepaidkaarten gebruiken of de exacte wisselgeld bij u hebben, zodat u geen geld hoeft te wisselen met de verzamelaar.

In de bus zit je, indien mogelijk, op lege banken zonder mensen naast je. Voordat u de veiligheidsbeugels vasthoudt, is het op zijn beurt raadzaam uw handen met gelalcohol te reinigen.

Als de reis voorbij is, moet je je handen opnieuw wassen met water en zeep.

## 107. Vluchten en luchthavens

*-Welke voorzichtigheid moet worden betracht bij vluchten en luchthavens?*

In het ideale geval vermijd reizen tijdens de pandemie.

In het geval dat u het moet doen, is het raadzaam om online *in* te *checken* voordat u naar de luchthaven gaat en de instapkaart op uw mobiele telefoon te downloaden om papierwerk, contact met andere mensen en tijdverspilling te voorkomen.

Aan de andere kant is het raadzaam om geen gebruik te maken van de luchthaven- en vliegtuigtoiletten.

Eenmaal op de stoel wordt aanbevolen om de riemen, armleuningen, verstelbare tafels en het aanraakscherm met alcoholgel te desinfecteren en de ventilatieroosters te activeren.

## 108. Havens en cruises

*-Waarvoor moet in havens en cruiseschepen worden gezorgd?*

Vermijd idealiter cruises tijdens de pandemie.

Als het moet, blijf dan zo lang mogelijk in uw hut. Houd op gemeenschappelijke plaatsen meer dan twee meter afstand van andere passagiers. Gebruik in de eetkamer uw eigen of wegwerpborden en bestek. Was regelmatig uw handen en volg algemeen advies om het virus te voorkomen.

## 109. Scholen en universiteiten

*-Waarvoor moet op scholen en universiteiten worden gelet?*

In deze instellingen moeten studenten en docenten door middel van gesprekken en training bewust worden gemaakt van preventie-, beheersings- en veiligheidsmaatregelen.

Bovendien moeten er actieprotocollen worden opgesteld om mogelijke gevallen op te sporen en ervoor te zorgen dat de geïnfecteerden in quarantaine gaan. Dit kan het dagelijks onderzoek van studenten en docenten op symptomen omvatten.

Anderzijds moet het schoonmaakpersoneel de hygiëne, ventilatie en desinfectie van klaslokalen en voorwerpen voor openbaar gebruik verhogen.

Groepsbijeenkomsten en activiteiten moeten ook worden ontmoedigd. In klaslokalen moeten leerlingen apart zitten, op voldoende afstand van elkaar.

Ten slotte moeten tijden worden georganiseerd in sportscholen, bibliotheken, laboratoria en eetzalen, zodat er zo weinig mogelijk mensen tegelijk zijn.

# Deel X. Samenvatting van feiten en klinische controverses

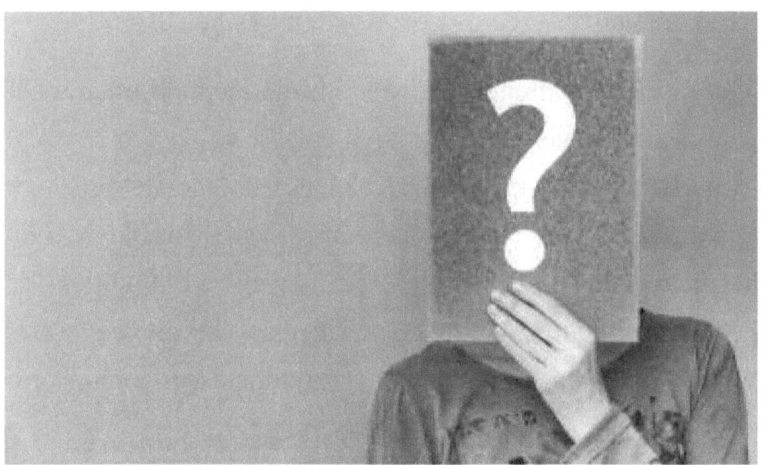

In dit laatste deel van het boek zullen we u wijden aan het beantwoorden van enkele vragen, evenals het verduidelijken van twijfels en mythen over preventiemaatregelen, diagnose, symptomen, complicaties, immuniteit en behandelingen.

**Handwas met zeep, natriumhypochloriet en antiseptische alcohol verwijdert het virus.**

*Klopt.* Handen wassen is erg belangrijk, want als het wordt gedaan met water en zeep of met een op alcohol gebaseerd desinfectiemiddel, worden virussen die erop kunnen zitten gedood.

**Quarantaine, sociale afstand en het gebruik van maskers voorkomen dat we worden besmet.**

*Klopt.* Deze maatregelen dienen om de kans op overdracht van ziekten te verkleinen. Indien correct en op grote schaal toegepast, verbreken of verminderen sociale afstand, quarantaine en het gebruik van maskers de besmettingsketen. Dit helpt het kwetsbare publiek te beschermen en vermindert de zorglast in ziekenhuizen, waardoor instorting van het gezondheidssysteem wordt voorkomen.

**Mensen die het virus zonder symptomen hebben, kunnen het overdragen.**

*Klopt.* Het is bewezen dat asymptomatische patiënten de ziekte kunnen overdragen. Daarom is het belangrijk dat ze, zelfs zonder tekenen te vertonen, voldoen aan de quarantaine.

**Het is een simpele griep die ouderen met een lage afweer aanvalt.**

*Niet waar.* Dit virus is 30 keer dodelijker dan de gewone griep en bijna twee keer zo besmettelijk. Het valt ook mensen van alle leeftijden aan.

**Alleen oudere mensen en mensen met eerdere medische aandoeningen worden gecompliceerd en sterven.**

*Niet waar.* Hoewel het waar is dat ouderen en mensen met eerdere medische aandoeningen veel grotere risico's met zich meebrengen, zijn er ook gevallen geweest van patiënten die geen eerdere gezondheidsproblemen hadden en die complicaties hadden. Het is dus belangrijk dat we allemaal voor onszelf zorgen.

**Gezonde kinderen en jongeren zijn minder vatbaar voor het virus.**

*Klopt.* Voorlopig onderzoek toont aan dat gezonde kinderen en jongeren minder vatbaar zijn.

**Er is een verschil tussen beschermende inflammatoire en hyperinflammatoire respons.**

*Klopt.* Wanneer een aanval door een bacterie of virus plaatsvindt, kan het immuunsysteem een beschermende ontstekingsreactie activeren als afweermechanisme. In deze gevallen geeft het beschadigde weefsel chemicaliën af die ontstekingen veroorzaken. Dit helpt de vreemde stof te isoleren en trekt witte bloedcellen aan om deze te vernietigen.

Soms kan deze reactie echter ernstig en hyperontsteking zijn. De chemicaliën die hetzelfde organisme in de bloedstroom afgeeft, kunnen veranderingen veroorzaken die meerdere lichaamssystemen beschadigen en de toestand verergeren.

**Een van de ernstigste complicaties is 'cytokinestorm en hemofagocytische lymfohistiocytose'.**

*Klopt.* Cytokine storm is een ernstige immuunreactie waarbij te veel cytokines door het lichaam te snel in het bloed worden afgegeven. Deze eiwitten spelen een belangrijke rol bij immuunreacties, maar kunnen schadelijk zijn wanneer ze in grote hoeveelheden worden geproduceerd.

In het geval van COVID -19 reageren sommige patiënten op het virus met een cytokine-storm, wat hun toestand verergert door het falen van meerdere organen te veroorzaken.

Hemofagocytische lymfohistiocytose is een zeldzame aandoening waarbij histiocyten en lymfocyten (soorten witte bloedcellen) zich ophopen in de organen en andere bloedcellen vernietigen. De trigger kan een infectie zijn, zoals de COVID -19 en treft vooral mensen met een tekort aan immuniteit, auto-immuunziekten of kanker.

**De v i rus komt de cellen van het lichaam via de ERK-II receptor.**

*Klopt.* De renine-angiotensine-aldosteron-as is een hormonaalsysteem dat de bloeddruk, het extracellulaire lichaamsvolume en de balans van natrium en kalium in het lichaam reguleert.

Renine wordt uitgescheiden door de cellen van het juxtaglomerulaire apparaat van de nier. Het katalyseert de beweging van angiotensinogeen, een in de lever uitgescheiden glycoproteïne, in angiotensine I. Het wordt op zijn beurt omgezet in angiotensine II door de werking van het enzym dat bekend staat als ACE-2 of ACE-2 in de longen en andere weefsels, en organen.

Een van de manieren waarop het nieuwe virus de lichaamscellen binnendringt, is door het enzym ACE-2 of ECA-2 als receptor te gebruiken.

**Het stoppen van behandelingen voor hypertensie, diabetes en reumatoïde artritis helpt tegen het virus.**

*Niet waar*. Deze patiënten moeten doorgaan met hun behandelingen en de controles en preventieve maatregelen intensiveren. Ze mogen in geen geval hun medicatie stopzetten of zelfmedicatie geven zonder toezicht van een professional. In deze tijd is therapietrouw nog belangrijker.

Er is momenteel geen bewijs voor het staken van deze geneesmiddelen, waaronder angiotensineconverterende enzym ACE-remmers en angiotensinereceptorblokkers (ARB's), die bijvoorbeeld worden gebruikt om hypertensie te behandelen.

**Verlies van geur en smaak bij de eerste symptomen.**

*In sommige gevallen waar*. Sommige patiënten metCOVID-19hebben problemen gemeld bij het detecteren van smaak en geuren. Hoewel op dit moment de oorzaak niet bekend is, wordt dit wel onderzocht.

Deze mensen rapporteerden een plotseling verlies van hun smaak- en reukvermogen, zelfs zonder de meest voorkomendesymptomen van de ziekte te ervaren, zoals koorts, hoesten, keelpijn of ademhalingsmoeilijkheden.Deze symptomen lijken vroeg in de infectie te verschijnen, dus ze kunnen u helpen uw infectie vroegtijdig op te sporen.

**Er zijn nuttige alarmsignalen voor geïsoleerde minderjarige patiënten in uw huis om te voorkomen dat u thuis sterft.**

*Klopt*. Deze patiënten moeten koorts onder controle houden en contact opnemen met een arts in gevallen waar het hoger is dan 38 graden, of wanneer ze moeite hebben met ademhalen, constante pijn op de borst of druk, veranderingen in mentale toestand, verwarring, moeite met wakker worden of een blauwachtige tint op de lippen of het gezicht.

**Er zijn verschillende cursussen in de pathogenese, kliniek en behandeling tussen de fasen van COVID -19.**

*Klopt*. In gevallen van milde ziekte l zal hebben geen symptomen of zeer mild - een beetje hoesten, koorts onder de 38 graden, verstopte neus, algemene malaise. Deze patiënten hebben geen ziekenhuisopname nodig en kunnen thuis herstellen en in quarantaine plaatsen.

Bij ernstige ziekte hebben patiënten een ademhalingsfrequentie van meer dan 30 ademhalingen per minuut; een zuurstofsaturatie in het bloed van minder dan 93%; een Kirby- of PaO2 / FiO2-verhouding van minder dan 300; en longinfiltraten van meer dan 50% binnen 24-48 uur.

Als de zuurstofsaturatiewaarde lager is dan 90%, wordt aanvullende zuurstoftherapie toegepast, waaronder een neuskatheter, een zuurstofmasker, high-flow transnasale zuurstoftherapie en niet-invasieve of invasieve mechanische beademing, naast andere mogelijkheden.

Als acuut hypoxemisch ademhalingsfalen niet reageert op conventionele behandeling, kunnen een high-flow neuscanule (HFNC) en niet-invasieve positieve drukventilatie(NIPPV) worden gebruikt.

In ernstige gevallen vertonen patiënten ademhalingsinsufficiëntie met de noodzaak van mechanische ventilatie of septische shock. De behandeling omvat zuurstoftherapie, vochtvervanging, antibacteriële behandelingen, corticosteroïden en tests met antivirale middelen die worden onderzocht.

**Alle longontstekingen vereisen röntgenfoto's, echo's en CT-scans.**

*Niet waar.* Deze studies bieden echter interessante indicatoren waarmee rekening moet worden gehouden om de diagnose te versnellen, de behandeling te starten en patiënten te isoleren wanneer dat nodig is, dus het gebruik ervan wordt aanbevolen.

**De RT-PCR moleculaire diagnostische test en de snelle diagnostische tests voor SARS-CoV2 zijn verschillend.**

*Klopt.* De PCR-test probeert de aanwezigheid van een molecuul ribonucleïnezuur (RNA), het genetische materiaal van het virus, te detecteren. Het heeft het voordeel dat het zeer specifiek is, omdat het onderscheid kan maken tussen twee zeer vergelijkbare pathogenen.

Bovendien is deze test zeer effectief omdat hij het virus in de vroege stadia van infectie bedekt. Nadeel is dat de resultaten tussen de 4 uur en 2 dagen duren.

Snelle tests gebruiken ondertussen bloedmonsters om antilichamen te detecteren die tegen de ziekte zijn geproduceerd, of ademhalingsmonsters om naar viruseiwitten te zoeken.

In tegenstelling tot PCR zijn deze tests nuttig vanaf de vijfde dag van infectie. Ze hebben ook het nadeel dat ze niet zo effectief en specifiek zijn. Als voordeel geven ze u de mogelijkheid om de resultaten in slechts 15 minuten te behalen.


**Procalcitonine als marker voor bacteriële infectie.**

*Klopt.* Het gehalte aan procalcitonine (een eiwit dat in sommige gevallen in het lichaam wordt aangemaakt) in het bloed is meestal normaal aan het begin van de ziekte, maar neemt toe bij patiënten die intensieve zorg nodig hebben. Daarom wordt aanbevolen om tests uit te voeren om deze indicator regelmatig te controleren, omdat dit kan duiden op een secundaire complicatie van bacteriële infectie.

**De ziekte kan extrapulmonale symptomen en falen van meerdere organen veroorzaken.**

*Klopt.* Wanneer het virus zich begint te verspreiden, kan het verschillende symptomen door het hele lichaam veroorzaken. Het is onduidelijk of dit gebeurt als gevolg van een directe virale manifestatie of vanwege de ontstekingsreactie.

Enkele veelvoorkomende symptomen zijn mentale verwarring, cognitieve achteruitgang en toevallen in het centrale zenuwstelsel; nier- en bijnierinsufficiëntie;myocarditis in het hart; en systemische vasculitis.

In het geval van falen van meerdere organen wordt het over het algemeen veroorzaakt door de cytokine-storm.

**Er zijn betrouwbare voorspellers van ernst of sterfte waarmee geavanceerde medische acties kunnen worden ondernomen.**

*Klopt.* Patiënten met ernstige longontsteking, dyspnoe en hypoxemie die meer dan 50% van de long binnen 24-48 uur aantasten, hebben een dringende behandeling nodig om te voorkomen dat deze zich ontwikkelt tot sepsis, septische shock en het syndroom van meerdere orgaandisfuncties.

Binnen deze voorspellers zijn op hun beurt de ademhalingsfrequentie van meer dan 30 ademhalingen per minuut; bloedzuurstofverzadiging minder dan 93%; een Kirby- of PaO2 / FiO2-verhouding van minder dan 300; en longinfiltraten binnen 24-48 uur voor meer dan 50 procent.

**Oseltamivir en andere antivirale middelen kunnen behandelingen zijn.**

*Niet waar.* Momenteel is er geen bewezen antivirale therapie die tegen dit virus werkt. Sommige medicijnen worden echter gebruikt met de compassionate use-procedure, gereserveerd voor nog niet goedgekeurde medicijnen die worden gebruikt bij patiënten die geen andere therapeutische optie hebben.

Oseltamivir is een antivirale gebruikt om bepaalde typen influenza-infectie (een ander virus dat griep veroorzaakt behandeling - achtig syndroom) en een deel van de geneesmiddelen getoetst aan de COVID -19. Het wordt aanbevolen voor gevallen van matige ziekte.

**Ivermectine of nitazoxanide zijn geneesmiddelen om de ziekte te behandelen.**

*Niet waar.* Ivermectine is een anthelminticum dat is geïndiceerd voor de behandeling van parasitosen zoals strongyloidiasis, onchocerciasis en schurft. Het is onder andere gebruikt om hiv, dengue, influenza en zika te bestrijden.

Nitazoxanide is een antiparasitair middel dat wordt gebruikt voor de behandeling van diarree veroorzaakt door het protozoaire cryptosporidium of Giardia. Beide geneesmiddelenworden getest tegen de COVID -19.


**De behandeling voor ziekenhuispatiënten is azitromycine, chloroquine en hydroxychloroquine.**

*Gedeeltelijk waar.* Chloroquine en hydroxychloroquine zijn twee antimalariamiddelen die ook worden gebruikt voor de behandeling van auto-immuunziekten zoals lupus en sommigesoorten artritis. Azithromycin is een antibioticum.

Het is het bestuderen van het gebruik van deze drugs in verband met de COVID -19. De implementatie ervan wordt aanbevolen in gevallen waarin er duidelijke risicofactoren zijn voor ziekteprogressie.

Onder de bijwerkingen van chloroquine zijn duizeligheid, hoofdpijn, misselijkheid, braken, diarree, verschillende soorten huiduitslag en hartstilstand geïdentificeerd.

**Het gebruik van vers plasma of immunoglobulinen van herstelde patiënten kan andere patiënten helpenbehandelen en infecties voorkomen.**

*En studie.* Bij deze behandeling wordt bloedplasma verwijderd van mensen die zijn hersteld van de ziekte om ernstig zieke patiënten te behandelen.

Dit plasma - dat via een transfusie wordt toegediend - bevat antilichamen die het virus kunnen aanvallen en patiënten kunnen helpen sneller te herstellen.

**Interferon, monoklonale antilichamen en intraveneuze immunoglobulinen zijn behandelingen.**

*In studie.* Interferon is een molecuul dat door het lichaam zelf wordt aangemaakt om virale infecties te bestrijden en ontstekingen te helpen reguleren. Het gebruik ervan bij patiënten met COVID-19 wordt aanbevolen voor kritieke gevallen.

Monoklonale antilichamen zijn eiwitten die door het immuunsysteem worden gebruikt om vreemde voorwerpen, zoals bacteriën en virussen, te identificeren en te neutraliseren. Het gebruik ervan zou het vermogen van het nieuwe coronavirus om cellen te penetreren, kunnen blokkeren.

Intraveneus immunoglobuline is van zijn kant een stof die is gemaakt met antilichamen die worden gewonnen uit het bloed van gezonde donoren. Een vroege dosis zou de prognose van ernstig zieke patiënten met COVID-19 kunnen verbeteren.

**Troponinen en andere enzymen duiden op endotheelbeschadiging, hartschade en acuut myocardinfarct.**

*Klopt.* Verhoogde troponinen zijn een teken van myocardialeschade. De hartmarkeringstest meet op zijnbeurt de afgifte in het bloed van verschillende enzymen die helpen bij het diagnosticeren van een hartaanval.

Hartfalen treedt op wanneer de hartspier het bloed niet goed pompt. Bepaalde aandoeningen, zoals vernauwde slagaders of hoge bloeddruk, laten het hart geleidelijk te zwak of stijf achter om effectief te vullen en te pompen.

Acuut myocardinfarct, ook bekend als hartaanval, treedt op als gevolg van onvoldoende bloedtoevoer naar het hart en het daaruit voortvloeiende gebrek aan zuurstof.

**Gezondheidswerkers moeten zichzelf beter beschermen tegen hartstilstand.**

*Klopt.* Cardiorespiratoire arrestatie omvat de plotselinge en onverwachte stopzetting van de bloedcirculatie en spontane ademhaling. Dit genereert een tekort aan zuurstof voor de vitale organen, met name de hersenen. Wanneer het gedurende 6-8 minuten geen zuurstof meer ontvangt, vindt de dood van zijn cellen plaats, wat een onomkeerbare situatie veroorzaakt.

Bij reanimatieprocedures moet medisch personeel N95-maskers, gelaatsschermen, latexhandschoenen, waterdichte isolatiekleding, beschermende kleding en, indien nodig, ademhalingsbescherming gebruiken als beschermende maatregelen.

**Bij werkloosheid de luchtwegen verbeteren met: Ambu, larynxmaskers en endotracheale intubatie.**

Klopt. Om het luchtweggebied te verbeteren van patiënten die niet ademen of die zelf moeite hebben met ademen, kan een handmatige beademingsapparaat, bekend als Ambu, worden gebruikt. Het is een zelfexpanderend zakmasker dat zorgt voor ventilatie onder positieve druk.

Andere opties zijn om een larynxmasker op te zetten of een endotracheale intubatie uit te voeren. In het laatste geval wordt via de mond of neus een sonde in de luchtpijp geplaatst.

**Bij reanimatie is de volgorde: defibrillatie, cardiale massagetechniek in pronatie, medicatie.**

*Het hangt af van de oorzaak van de hartstilstand.* In het geval van een hartstilstand moet een onmiddellijke reanimatieprocedure voor reanimatie worden uitgevoerd. Mond-op-mond-ademhaling wordt gecombineerd met hartmassage om de longen van zuurstof te voorzien en het bloed te laten circuleren totdat de ademhaling en hartkloppingen kunnen worden hersteld.

Geavanceerde zorg gaat verder met defibrillatie, waarbij een apparaat wordt gebruikt om het hart een elektrische schok te geven. Hierdoor stopt het tijdelijk en hervat het zijn normale ritme.

Ten slotte kunnen bepaalde antiaritmica ook nodig zijn om de noodsituatie te behandelen of voor langdurige therapie.

**Voor de studie van hartschade worden het volgende uitgevoerd: Echocardiogram, interventionele coronaire angiografie en trombolyse.**

*Klopt.* Echocardiografie is een test die beelden van het hart maakt en helpt bij het diagnosticeren van defecten in het orgel.

Coronaire angiografie is op zijn beurt een procedure waarbij een katheter in een ader in de arm of lies wordt ingebracht, die zorgvuldig naar het hart wordt gebracht, waardoor de obstructie van de bloedstroom kan worden gedetecteerd.

Trombolyse is een proces waarbij bloedstolsels afbreken met medicijnen.

**Het helpt het immunomodulerende effect van statines, propolis, homeopathische druppels en levamisol.**

*In studie.* Statines zijn geneesmiddelen die het cholesterol en bepaalde vetten in het bloed verlagen, wat helpt bij het verminderen van hart- en vaatziekten. Ze hebben ook een immunomodulerend en ontstekingsremmend effect. Bewijs van hun rol bij patiënten met COVID -19 is schaars.

Propolis is een door bijen geproduceerd materiaal dat wordt gebruikt om zwelling en zweren in de mond te behandelen. Het gebruik ervan kan helpen het immuunsysteem te versterken en als een natuurlijk antiviraal middel te functioneren.

Wat homeopathische druppels betreft, is er momenteel geen wetenschappelijk bewijs dat hun gebruik de afweer tegen virale ziekten en luchtweginfecties verhoogt.

Levamisol is een anthelminticum en immunomodulerende medicatie. Want nu is er is geen zekerheid dat hij effectief is ter voorkoming of behandeling van de COVID -19.

**Verbetert de afweer: vitamine D, B-complex vitamineserums en vitamine C-overdosis.**

*Niet waar.* Er is geen wetenschappelijk bewijs dat deze vitamines effectief zijn bij het voorkomen van COVID -19 infectie. Bovendien hebben het innemen en injecteren van vitamine C, vitaminesupplementen en andere preparaten geen direct effect. Het gebruik ervan moet langdurig zijn, op een correcte manier en gecombineerd met een gezonde levensstijl om effectief te zijn.

Hoe dan ook, om de werking van het immuunsysteem te verbeteren, is het het beste om een uitgebalanceerd dieet te volgen, matig te oefenen en een goede geestelijke gezondheid te behouden.

Suppletie met vitamine D kan op zijn beurt acute luchtweginfecties helpen voorkomen.

**Effectieve vaccins zijn mogelijk beschikbaar in minder dan 2 jaar.**

*Klopt.* Naar schatting kan de ontwikkeling tussen de 6 maanden en anderhalf jaar duren. De termijnen zijn over het algemeen veel langer, maar het is mogelijk dat in deze wereldwijde crisissituatie de internationale regelgevende instanties meer flexibiliteit zullen hebben om deze goed te keuren.

**Het beïnvloedt zwangerschap, bevalling en de pasgeborene.**

*Niet aangevinkt.* In tegenstelling tot andere infectieziektenlijken zwangere vrouwen met COVID -19 geen ernstiger ziektebeeld te ontwikkelen dan de algemene bevolking. Er is ook geen bewijs dat de ziekte het risico op een miskraam vergroot.

Bovendien geven de eerste onderzoeken aan dat er geen verticale overdracht is voor, tijdens en na de bevalling van besmette moeders op nakomelingen.

**Het schaadt de psychomotorische en intellectuele ontwikkeling van kinderen.**

*Niet waar*. De COVID -19 invloed op kinderen in een zeer klein deel in vergelijking met volwassenen. Bovendien is de ziekte in deze paar gevallen meestal zeer mild en laat gewoonlijk geen gevolgen na.

### Herstelde patiënten kunnen isolatie en het gebruik van maskers achterlaten.

*Klopt.* Om te worden ontslagen, moeten deze patiënten stabiel en koortsvrij zijn en moeten de longbeelden een significante verbetering vertonen zonder tekenen van orgaandisfunctie.

Bovendien moeten ademhaling en spraak wordengenormaliseerd en moet de persoon ten minste 3 dagen bij bewustzijn zijn. Ten slotte moeten ze twee opeenvolgende negatieve resultaten hebben op verschillende dagen van de PCR-test.

### Herstelde patiënten zijn immuun voor SARS-Cov2.

*In studie.* Het is nog te vroeg om een antwoord te geven. Op dit moment zijn er geen wetenschappelijke gegevens over de duur van de beschermende immuunantistoffen die worden gegenereerd bij patiënten die de ziekte hadden en genezen waren. Deze patiënten kunnen echter worden beschermd tegen toekomstige infecties.

De meeste mensen die besmet raakten met SARS, ontwikkelden een langdurige immuniteit, variërend van acht tot tien jaar. In het geval van MERS was het veel korter. De immuniteit tegen COVID -19 kan naar schatting minstens 1 of 2 jaar oud zijn, hoewel er momenteel geen concrete gegevens zijn.

**Laat functionele restverschijnselen of longfibrose achter bij herstelde patiënten.**

*In studie.* Hoewel het echter nog te vroeg is om conclusies te trekken omdat de ziekte zeer recent is, zijn er gevallen ontdekt waarbij de long een soort fibrose overhoudt.

Dit hangt ook af van wat de toestand van het orgaan was vóór de ziekte.

# Deel 2

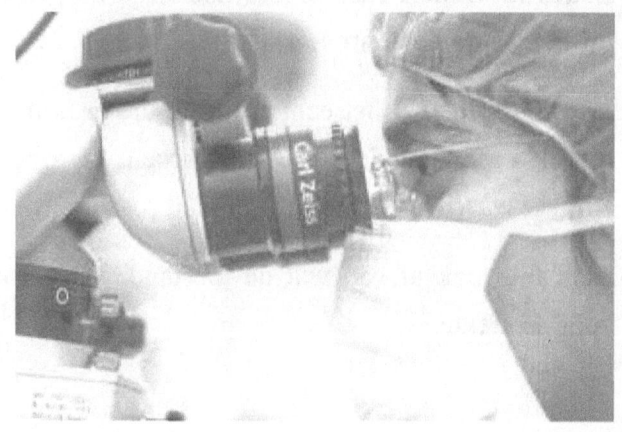

*Gericht op gezondheidswerkers, om hun kennis over SARS-CoV-2 en pathologie COVID-19 te verrijken.*

# Nieuwe Coronavirus Handleiding

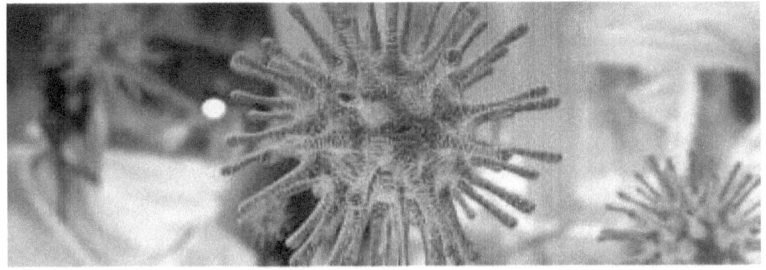

Dr. Mario Vega Carbó

Endocrinoloog

**Editie 2020**

**-Volume N ° 2 -**

# Achtergrond en tijdlijn van de pandemie

Het nieuwe coronavirus COVID -19 verscheen voor het eerst in Wuhan City, de provincie Hubei in China begin december 2019.

In slechts één maand groeide het aantal gevallen exponentieel en slechts drie maanden later is het al een wereldwijde pandemie.

De belangrijkste data van deze pandemie worden hieronder beschreven:

Op **8 december 2019** werden zeven gevallen gemeld van een vreemde ziekte die symptomen veroorzaakte die vergelijkbaar waren met longontsteking in Wuhan, de provincie Hubei, China.

Op **21 december van dat jaar** identificeerde het Chinese Centrum voor ziektebestrijding een eerste groep van 15 patiënten met longontsteking met onbekende oorzaak.

De **30 december 2019** genetische sequencing van de ziekteverwekker in een patiënt meldde de aanwezigheid, maar toch tot almente bevestigd, een corona virus in verband met het Severe Acute Respiratory Syndrome (SARS).

Bovendien bleek de meerderheid van de zieke patiënten werknemers of klanten te zijn van de Wuhan Wholesale Seafood Market, waarvan er zeven in kritieke toestand waren.

Op **31 december 2019** werd een dringend bericht over de aanwezigheid van longontsteking met onbekende oorzaak afgegeven aan het Wuhan Municipal Health Center. Op dit moment zijn er al tientallen patiënten getroffen in ziekenhuizen in deze stad.

Van zijn kant werd in januari de oorsprong van deze ziekte ontdekt en begonnen er gevallen buiten China op te duiken. Deze maand was het begin van de wereldwijde uitbreiding van het nieuwe coronavirus.

Op **9 januari 2020** overleed de "patiënt nul", een oude man van 61 jaar die zei ziek na een bezoek aan de Wuhan vismarkt.

Op dezelfde dag hebben de Chinese gezondheidsautoriteiten de Wereldgezondheidsorganisatie (WHO) meegedeeld dat ze een **nieuw type coronavirus** hebben geïdentificeerd, genaamd **2019-nCoV**, dat de longontsteking in Wuhan veroorzaakt.

Op **13 januari** meldde **de WHO** het eerste geval vanCOVID-19 buiten China, in dit geval in Thailand. Het slachtoffer was een 61-jarige Chinese vrouw die vijf dagen eerder naar Bangkok was gevlogen.

Op **16 januari** meldde **Japan** zijn eerste zaak aan een inwoner van de prefectuur Kanagawa.

Op **20 januari liet** Zuid-Korea de WHO weten dat het een eerste geval had bevestigd. Tegelijkertijd identificeerden Chinese onderzoekers die dag drie verschillende stammen van de 2019-nCoV, wat bevestigt dat het oorspronkelijke coronavirus dat in Wuhan verscheen, was gemuteerd.

Terwijl de aankondiging van deze ontdekking werd gedaan, bevestigden de Verenigde Staten de verschijning van het eerste geval in dat land, in de staat Washington.

Singapore meldde zijn eerste geval **op 23** januari bij een persoon die uit Wuhan kwam, net als Taiwan en Vietnam.

Op **23 januari** beval de Chinese regering een totale quarantainevoor de 11 miljoen inwoners van Wuhan, evenals het annuleren van vluchten en het vertrek van treinen van en naar deze stad.

De exploitatie van treinen, bussen en veerboten in het hele grootstedelijke gebied van deze stad werd ook opgeschort.

Op dat moment waren er al 17 mensen overleden in China en waren er nog eens 580 buiten dit land besmet.

Op **24 januari werd** het eerste rapport van COVID-19 geregistreerd in Europa, bij twee Fransen die met de vlucht vanuit Wuhan in Parijs aankwamen, terwijl China meldde dat het al 830 geïnfecteerd was op zijn continentaal grondgebied.

Van zijn kant meldde Australië **op 25 januari** dat bij 3 onderdanen die uit Wuhan aankwamen de diagnoseCOVID-19 werd gesteld.

Diezelfde dag meldde Canada zijn eerste geval in de stad Toronto, ook bij een toerist die was teruggekeerd uit Wuhan.

Op **27 januari** meldde Duitsland zijn eerste zaak aan een onderdaan uit de regio Bayern die terugkeerde uit Shanghai, China.

Op **29 januari** de COVID-19 bereikte de Perzische Golf, toen de VAE WHO dat 4 had van dit virus bevestigde gevallen, al geïnformeerd bij mensen die in Wuhan, China waren.

Op **30 januari** meldde de WHO dat COVID-19 aanwezig was in alle provincies van het Chinese vasteland, evenals in verschillende landen in Europa, Noord- en Zuid-Amerika.

**Op deze datum kondigde de WHO een wereldwijde noodtoestand af** vanwege het uitbreken van COVID-19, dat al 170 mensen in China had gedood en 7711 mensen ziek had gemaakt.

In die tijd had China de volledige sluiting van Wuhan gelast en alle niet-essentiële activiteiten stopgezet, zodat de bevolking geïsoleerd zou blijven en de besmetting van persoon tot persoon zou verminderen.

Diezelfde dag meldde Italië zijn eerste twee gevallen, maar er werd geen speciale maatregel genomen om de verspreiding van de besmetting te voorkomen, behalve voor beperkingen voor reizigers uit China.

De **maand februari** markeerde het begin van de snelle verspreiding van COVID -19 in Europa, Latijns-Amerika en Europa, waar verschillende landen extreme maatregelen van sociaal isolement en grensafsluitingen moesten toepassen om de epidemie te stoppen.

Wijst op de datum van **28 februari**, toen de eerste twee gevallen werden gemeld in Latijns-Amerika, 2 Mexicanen die Italië had bezocht. Onmiddellijk werden gevallen in Chili, Colombia en Brazilië gemeld.

De **maand maart markeert de verklaring van een wereldwijde pandemie van COVID -19** door de Wereldgezondheidsorganisatie en de exponentiële toename van bevestigde gevallen op alle continenten behalve Afrika.

Van **5 tot 6 maart werd** de verschijning van COVID -19 gemeld in Midden- en Zuid-Amerika, in dit geval in Argentinië, Peru, Colombia en Costa Rica.

Op **7 maart werden** meer dan 90 landen geconfronteerd met de aanwezigheid van COVID -19 en waren er 102.000 geïnfecteerde mensen geregistreerd en bijna 3.500

doden. Die dag meldde Paraguay zijn eerste geval van coronavirus.

Op de 9e van March Duitsland meldde dat Duitsland 1.100 gevallen heeft gemeld COVID -19 en de eerste 2 sterfgevallenin dat land.

Op **12 maart** meldt de WHO dat er wereldwijd 126.100 besmet zijn met COVID -19 en 4.600 doden.

Op **14 maart** meldt de WHO dat Europa het nieuwe epicentrum is van de COVID- 19 epidemie en dat de Verenigde Staten de noodtoestand van de nationale gezondheid verklaren. Voor vandaag zijn er wereldwijd meer dan 145.300 besmette mensen en zijn er 5.500 doden.

De WHO meldde daarentegen dat 71.600 mensen waren hersteld, voornamelijk in China.

Op **16 maart** dwingt de situatie in Europa de Europese Unie om de binnengrenzen te sluiten. Portugal meldt de eerste dood door dit coronavirus.

Op **18 maart bereikte** Spanje 11.178 geïnfecteerden en 491 overleden. M hile wereldwijd besmet 218.000, 8.809 doden en 84.000 mensen worden gerapporteerd hersteld.

Slechts een dag later bereikte Italië 3.405 doden, meer dan China, dat 3.252 geregistreerd had. Wereldwijd stijgt het aantal geïnfecteerden tot 244.000, met 10.000 doden en 86.000 genezingen.

Op **25 maart** overtrof Spanje het aantal sterfgevallen in China met 3.434 sterfgevallen, waarvan 738 sterfgevallen in de afgelopen 24 uur.

Op **27 maart** registreerde Spanje in slechts 24 uur 769 doden. In de wereld zijn er meer dan 500.000 geïnfecteerden, van wie er 88.000 corresponderen met de Verenigde Staten. Dit plaatst de VS. boven China en Italië in aantal infecties.

Op **30 maart** overtrof Spanje China in een aantal positieve gevallen, en wereldwijd werden wereldwijd meer dan 700 duizend mensen besmet.

Hieraan worden meer dan 30 duizend sterfgevallen toegevoegd als gevolg van complicaties die verband houden met deze ziekte.

# Deel I. Afweer, luchtwegen en virussen

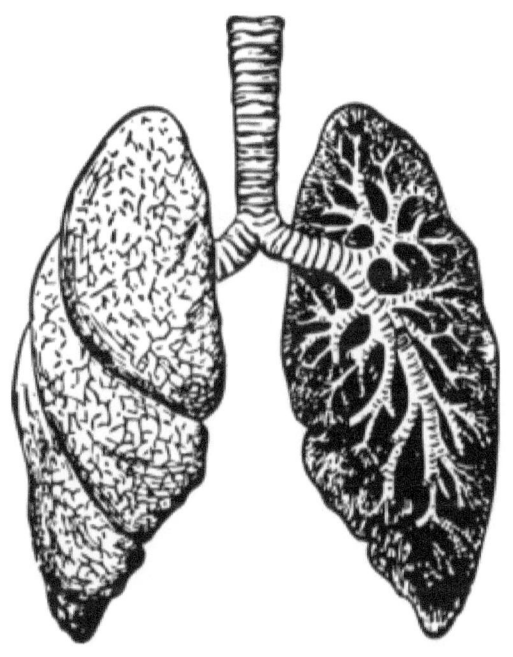

*Het menselijk lichaam heeft een immuunsysteem om zichzelf te beschermen tegen infecties en externe ziekteverwekkers.*

*Dit systeem bestaat uit een verscheidenheid aan bloedcellen, witte bloedcellen of lymfocyten genoemd, speciaal aangepastom micro-organismen buiten het lichaam te detecteren en te vernietigen.*

*Verschillende lichaamsstructuren zoals de milt en het beenmerg nemen deel aan de vorming van deze cellen.*

*Bovendien heeft het lichaam structuren die helpen bij het filteren en verwijderen van gifstoffen en ziekteverwekkers uit de bloedstroom. Lymfeklieren zijn de belangrijkste structuren van dit type.*

## 1. Soorten immuniteit

De term immuniteit komt van het Latijnse *immunis*, wat 'gratis' betekent. Deze term verwijst naar het algemene vermogen van een organisme of gastheer om een bepaalde infectie of ziekte te weerstaan.

Aan het begin van de 20e eeuw werden de begrippen 'antilichaam' gedefinieerd om te verwijzen naar de eiwitten die worden geproduceerd door de cellen van het immuunsysteem die deelnemen aan humorale immuniteit en 'antigenen' voor stoffen die zich binden aan de antilichamen of hun productie stimuleren.

Afweer tegen een infectieus agens is gebaseerd op een combinatie van de vroege organische respons die verband houdt met de aangeboren immuniteit en de daaropvolgende respons die voortvloeit uit de adaptieve immuniteit die het lichaam heeft ontwikkeld.

Als aangeboren immuniteit, ook wel natuurlijk genoemd, beschrijft het de mechanismen die het lichaam heeft om zichzelf te beschermen tegen infecties, voordat ze verschijnen.

Deze mechanismen vormen de eerste verdedigingslinie van hetlichaam tegen infectie. Ze omvatten chemische en fysieke barrières, fagocytische cellen, natuurlijkvoorkomendecytoxische cellen en bloedeiwitten.

Van zijn kant is adaptieve immuniteit, ook wel verworven genoemd, een die het lichaam ontwikkelt door stimulatie nadat het is blootgesteld aan pathogenen. In dit geval is de immuniteit selectief en specifiek voor elk type infectieus agens. De belangrijkste boosdoeners voor deze adaptieve immuniteit zijn lymfocyten.

Er zijn twee soorten adaptieve immuniteit, zoals humorale immuniteit en cellulaire immuniteit.

## 2. Humorale en cellulaire immuniteit

Cellulaire immuniteit is gebaseerd op de verdediging van het organisme door de activering van cellulaire genaamd T-lymfocyten, voornamelijk in aanwezigheid van intracellulairemicro-organismen.

De humorale immuniteit van haar kant is gebaseerd op de verdediging van het organisme door de werking van macromoleculen die antilichamen worden genoemd. In dit geval worden ze over het algemeen geactiveerd om infecties aan te vallen door extracellulaire micro-organismen en de toxines die ze produceren.

Dit afweermechanisme heeft op zijn beurt het vermogen om de bestreden infectie op te roepen, via geheugen B-lymfocyten.Op deze manier zal, als de infectie opnieuw optreedt, de afweer van het lichaam sneller en efficiënterworden geactiveerd om het te bestrijden.

Er kan echter niet worden gezegd dat het twee totaal afzonderlijke vormen van immuniteit zijn, aangezien de cellen en fysiologische processen die deelnemen aan beide soorten reacties nauw met elkaar verwant zijn.

## 3. Actieve en passieve immuniteit

Een andere vorm van resistentie tegen infectie is actieve immuniteit, waarbij het immuunsysteem van het lichaam gemotiveerd is om te reageren wanneer het wordt blootgesteld aan een antigeen of een specifieke immunogenestructuur.

De passieve immuniteit van haar kant bestaat uit die welke door het individu wordt verkregen door externe overdracht.Dit betekent dat het een immuniteit is die is verkregen zonder te zijn blootgesteld aan het antigeen dat overeenkomt met een bepaalde infectie, zoals het geval is met de immuniteit die de moeder overdraagt aan de foetus ofdie wordt verkregen na behandeling tegen hondsdolheid of tetanus.

## 4. Afweer tegen biologische agentia

Elk levend organisme heeft mechanismen om zichzelf te beschermen tegen de schadelijke werking van biologische agentia. Dit kunnen niet-specifieke of specifieke mechanismen zijn.

De niet-specifieke mechanismen reageren op elke ziekteverwekker of vreemde substantie die het organisme binnendringt en vernietigen ze zo snel mogelijk. Niet-specifieke mechanismen omvatten natuurlijke barrières, de microflora en de ontstekingsreactie of niet-specifieke cellulaire respons.

Natuurlijke barrières, ook wel primaire barrières genoemd, bestaan uit dierenhuid en plantenepidermis, evenals slijmafscheidingen. Zijn functie is het binnendringen van ziekteverwekkers in het lichaam te blokkeren via een fysieke of mechanische barrière.

De huid fungeert als een muur tegen externe stoffen, dankzij de dikte, waterdichtheid en lichte zuurgraad door de afgifte van vetzuren in de talgklieren. Vaginale afscheidingen, neusslijm en maagslijmvlies beschermen dankzij de bacteriedodende enzymen ook tegen het binnendringen van bacteriën in het lichaam. Slijm uit de neus en de luchtwegen helpt vreemde stoffen en bacteriën uit de longen op te vangen en af te voeren door te niezen en te hoesten.

Wat microflora betreft, het zijn commensale bacteriestammen die symbiose vormen met de menselijke en dierlijke lichamen en ze beschermen tegen vreemde bacteriën door met hen te concurreren om voedingsstoffen en stoffen die hun ontwikkeling beïnvloeden. De huid en darmen zijn bedekt met duizenden van dergelijke symbiotische micro-organismen.

De ontstekingsreactie of niet-specifieke cellulaire respons bestaat op zijn beurt uit een reactie van de cellen om zichzelf te beschermen tegen ziekteverwekkers, en produceert in veel gevallen stoffen zoals interferonen, die voorkomen dat virussen hun vermenigvuldigingsproces starten.

De productie van histaminen en andere stoffen veroorzaakt een verwijding van de bloedvaten in het getroffen gebied en daarom ontstaat er een ontsteking.

# 5. Anatomie van de luchtwegen

Anatomisch gezien bestaat het menselijke ademhalingssysteem uit de volgende structuren:

Bovenste luchtwegen.

Lagere luchtwegen.

Middenrifspieren en accessoires.

De bovenste luchtwegen bestaan uit de neus en keelholte. De keelholte communiceert op zijn beurt met de lagere luchtwegen, bestaande uit de bronchiën en bronchiolen in de longen.

De longen bestaan op hun beurt uit miljoenen structuren, longblaasjes genaamd, waar de uitwisseling van $CO_2$ en $O_2$ plaatsvindt tussen de atmosfeer en het lichaam. Op hun beurt bevinden de longen en de onderste luchtwegen zich in de thorax, omringd door de ribben.

Het in- en uitstappen van lucht uit de longen, die we kennen als de werking van de ademhaling, wordt veroorzaakt door de regelmatige beweging van het diafragma, een koepelvormig stel spieren onder de longen. Door het diafragma omhoog en omlaag te brengen en te laten zakken, worden de longen door mechanisch effect gevuld met lucht.

## 6. Barrières, slijmvliezen en ademhalingsepitheel

Zoals we eerder zeiden, heeft het lichaam natuurlijke barrières om zichzelf te beschermen tegen hetbinnendringen van bacteriën, virussen en gevaarlijke stoffen. In het geval van de longen zijn het neusslijmvlies en het ademhalingsepitheel de belangrijkste beschermende structuren.

Het ademhalingsepitheel is zelf een ciliated epitheel, dat wil zeggen, het heeft duizenden kleine haartjes of baarden en bedekt de hele luchtwegen. De beweging van hun baarden of trilharen, gecombineerd met het slijm dat continu wordt afgescheiden, helpt om dode bacteriën, stof en ziekteverwekkers die zich in de longen bevinden, te verdrijven. In ernstige gevallen wordt het hoestmechanismegeactiveerd om slijm of overmatig slijm te verdrijven.

Het neusslijmvlies produceert op zijn beurt een grote hoeveelheid slijm en is de eerste fysieke barrière tegen het binnendringen van vreemde deeltjes en bacteriën in de longen. Bij het detecteren van de aanwezigheid hiervan, treedt een allergische reactie op die wordt gekenmerkt door meer slijm en niezen, wat helpt om bacteriën uit de bovenste luchtwegen te verdrijven.

# 7. Acute en luchtweginfecties

Verschillende *acute* aandoeningen van de luchtwegen veroorzaaktdoor plotseling optredende virussen en bacteriën,waarvan de symptomen minder dan 15 dagen aanhouden, worden gegroepeerd onder de term *Acute RespiratoryInfection* (ARI).

ARF is het meest voorkomende type luchtwegaandoening ter wereld en de varianten zijn onder andere van lichte verkoudheid tot ernstige verkoudheid en longontsteking.

Virussen zijn de meest voorkomende oorzaak van luchtweginfecties en kunnen niet alleen de longen en bronchiën aantasten, maar kunnen ook problemen veroorzaken op oorniveau (otitis) en sinussen (sinusitis).

Er zijn echter zeer gevaarlijke bacteriële ziekten, zoals tuberculose veroorzaakt door de Koch Bacillus, die de dood van de patiënt kan veroorzaken, zowel door schade aan zijn ademhalingssysteem als aan andere organen.

Over het algemeen zijn de meest voorkomende luchtweginfecties verkoudheid, faryngitis en rhinosinusitis.Verkoudheid wordt gekenmerkt door verstopte neus, verhoogdeloopneus, niezen en hoesten, hoofdpijn en malaise.

Faryngitis is opmerkelijk voor een zere keel, vaakvergezeldvan symptomen van verkoudheid en witte plekken of pijnlijke knobbeltjes in de keel en amandelen. De oorzaak kan viraal of bacterieel zijn.

Van zijn kant is rhinosinusitis een infectie die het slijmvlies van de neusbijholten en neus aantast. De symptomen zijn onder meer gezichtspijn, verstopte neus, koorts en algemeen ongemak. Het kan worden veroorzaakt door een virus of bacterie.

## 8. Meest voorkomende respiratoire virussen

Gegevens van de Wereldgezondheidsorganisatie geven aan dat er wereldwijd meer dan 150 virussen zijn die een of andere vorm van luchtwegaandoeningen kunnen veroorzaken.

Echter, de meest voorkomende zijn rhinovirussen, die verantwoordelijk is voor de verkoudheid en griep virus, para-influenza, adenovirus, en Viru s syncytieel Respiratory (VRS).

Het griepvirus veroorzaakt de zogenaamde griep, een zeer besmettelijke aandoening van de luchtwegen, met een incubatietijd van 1 tot 3 dagen. Er zijn twee soorten griepvirussen, A en B, die periodiek muteren en daarom is de meerderheid van de bevolking kwetsbaar voor de nieuwe stammen die verschijnen. De symptomen verschijnen plotseling, met koorts, koude rillingen, spieren en hoofdpijn en hoge koorts, evenals overvloedige afscheiding van neusslijm.

Parainfluenza-virus komt ook veel voor, maar het treft vooral de longen, veroorzaakt een ontsteking van de bronchiën en bronchiolen, evenals sommige soorten longontsteking. De eerste symptomen lijken verkouden, met loopneus en koorts, maar ook pijn op de borst en kortademigheid komen voor.

Het Respiratory Syncytial Virus (RSV) van zijn Kant veroorzaaktlong- en luchtweginfecties. Het treft vooral jonge kinderen en oudere volwassenen en het eerste symptoom is droge hoest. Afhankelijk van leeftijd en lichamelijke conditie kan het leiden tot kortademigheid en zeer hoge koorts.

Eindelijk hebben we Adenovirussen, die zowel darm- als luchtweginfecties veroorzaken. Het kan het hele jaar door aanvallen, maar spikes worden meestal geregistreerd in de winter en de vroege zomer. Naast verkoudheidsachtige symptomen veroorzaken ze maagpijn, braken en diarree die de patiënt verzwakken.

## 9. Bacteriële superinfecties

Bij patiënten met immunosuppressie, zoals aids, ouderen of patiënten met ernstige ziekten zoals kanker, kan het voorkomendat ze infecties vertonen die worden veroorzaakt door meer dan één type bacterie tegelijk.

Een virale infectie kan ook leiden tot een afname van het vermogen van het lichaam om bacteriële infecties te bestrijden, waardoor deuren worden geopend voor matige tot ernstige longproblemen. Het is gebruikelijk om patiënten met immunosuppressie te vinden van wie de longmonsterculturen de gelijktijdige aanwezigheid van *S. pneumoniae, M. catarrhalis* en *H. influenzae* bacteriën vertonen. Daarom moeten ze antibiotica-behandelingen met een breed spectrum ondergaan, die in veel gevallen ook bijwerkingen kunnen hebben op de nieren en de lever van patiënten met een hoog risico.

## 10. Complicaties van de bovenste en onderste luchtwegen

De meest voorkomende complicaties van de bovenste en onderste ademhalingswegen zijn bronchitis, sinusitis, laryngitis en otitis.

Bronchitis is een infectie van zowel bacteriële als virale oorsprong, die zich meestal manifesteert na een griep in de bronchiën, waardoor hun ontsteking wordt veroorzaakt en de doorgang van lucht door hen wordt verminderd. Dit veroorzaakt ademhalingsmoeilijkheden en een aanzienlijke toename van de slijmproductie door het longepitheel.

Bijgevolg is er hoest met zeer sterk slijm, dat tussen de 3 en 4 weken kan aanhouden, vergezeld van koorts, keelpijn, diarree en maagklachten. Als het niet op tijd wordt genezen, kan het leiden tot fibrose en permanente schade aan de longen.

Van zijn kant is faryngitis een ontsteking van de keelholte of de achterkant van de keel, veroorzaakt door een verkoudheid, griepvirus, mononucleosis of streptokokken.Hetveroorzaakt pijn bij het slikken of spreken, jeukende en droge keel, ontsteking van de amandelen en stemverlies.Als het niet goed wordt behandeld, kan het zich verspreiden naar het binnenoor en de sinussen, wat andere hinderlijke symptomen veroorzaakt.

Laryngitis is een ontsteking van het strottenhoofd, het orgaan waar de stembanden zich bevinden. Het wordt gekenmerkt door geheel of gedeeltelijk stemverlies enontsteking van de amandelen. Het kan worden veroorzaakt door virussen, bacteriën of verontreinigingen. Een van de gevaarlijkste complicaties is epiglottitis, waarbij de epiglotis ontstoken raakt en de doorgang van lucht naar de longen blokkeert.

Ten slotte hebben we longontsteking, een ontsteking van de longen door de werking van virussen, bacteriën of schimmels.Hierdoor vullen de longblaasjes zich met vocht en etter, waardoor de uitwisseling van kooldioxide en zuurstof tussen het bloed en de lucht tijdens het ademen wordt verminderd. Wereldwijd is tot 15% van de kindersterftebij kinderen onder de 5 jaar te wijten aan longontsteking. De symptomen zijn hoesten met slijm en bloed, pijn op de borst, hoge koorts en kortademigheid.

# Deel II.
## Virologie, coronavirus en COVID -19

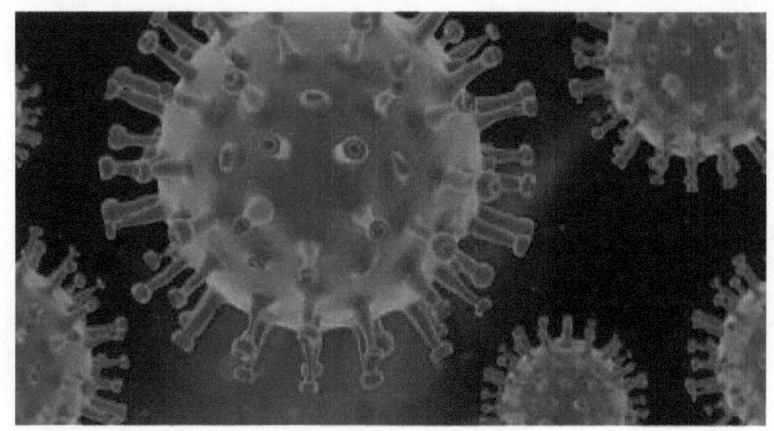

# 11. Typen en kenmerken van niet-respiratoire virussen

Er zijn een groot aantal virussen die bij de mens andere organische ziekten veroorzaken dan luchtwegaandoeningen.Een van de meest voorkomende is gastro-enteritis, die kan worden veroorzaakt door verschillende soorten virussen, zoals rotavirussen, norovirussen, astrovirussen en adenovirussen40 en 41. De meeste virussen die verband houden met gastro-enteritis worden oraal overgedragen of door contact met ontlasting van zieke patiënten.

Er zijn ook 5 soorten virussen die hepatitis kunnen veroorzaken,een ziekte die de lever aantast. Elk wordt geïdentificeerd door een letter (A, B, C, D en E) die van toepassing is op het type hepatitis dat het veroorzaakt.

Cytomegalovirus en Epstein-Barr-virus veroorzaken ook leverproblemen, evenals het Yellow Fever-virus.

Andere virussen die andere organen dan de longen aantasten, zijn het herpes simplex-virus (HSV), het humaan papillomavirus (HPV) en echovirussen. Andere zeer vaak voorkomende niet- longziekten die door virussen worden veroorzaakt, zijn waterpokken, mazelen en rubella.

## 12. Griep en virussen agressiever voor de luchtwegen

Influenza (type A en B), aviaire influenza A (H5N1 en H7N9) en het Parainfluenza-virus (type 1 tot 4) behoren tot demeest agressieve met het menselijke ademhalingssysteem.Ze worden vergezeld door rhinovirussen, respiratoir syncytieel virus Ay B, adenovirus en humaan metapneumovirus.

Het bekendste en meest voorkomende is het griepvirus, dat griep veroorzaakt en waarvan de symptomen verstopte neus, hoest, hoge koorts, braken en buikpijn en diarree zijn. Het kan ook dodelijk zijn als het individu speciale aandoeningen heeft voor andere ziekten, erg oud of te jong is.

Door de geschiedenis heen zijn er 6 pandemieën veroorzaakt door het griepvirus. Dit zijn:

Russische griep van het jaar 1889 (H2N2).

Old Hong Kong Influenza of the Year 1900 (H3N8).

Spaanse griep van het jaar 1918 (H1N1).

1957 Aziatische griep (H2N2).

Griep van Hongkong 1968 (H3N2).

Varkensgriep van het jaar 2009 (A-H1N1).

## 13. Coronavirus: typen, hun vorm en structuur

De naam *Coronavirus* groepeert een grote en zeer oude familia van omhulde RNA- virussen. Coronavirussen hebbeneenenkelstrengs of enkelstrengs, positief sense RNA. Dit RNA heeft tussen de 27 en 31 kilonucleotiden en is daarmee het grootste RNA-virus. Ze bezitten ook een capside-eiwit dat bindt gefosforyleerd op het genoom van het vormen van een helix ribonucleoproteína.

De gemeenschappelijke voorouder van de huidige coronavirussen is terug te voeren tot ongeveer 10.000 jaar geleden, maar het is mogelijk dat dit type virus al miljoenen jaren bestaat. De naam "kroon" komt van het feit dat talrijke punten uit het oppervlak steken, waardoor het een kroon lijkt. Deze tips worden gebruikt als liganden door te fuseren met de membranen van binnengevallen cellen. Van twaalf soorten coronavirus is bekend dat ze mensen of dieren treffen.

Slechts 7 van hen hebben echter het vermogen om luchtwegaandoeningen bij mensen te veroorzaken, variërend van eenvoudige verkoudheid tot zeer ernstige longontsteking. Van deze zeven soorten coronavirussen hebben de volgende vier betrekking op de gewone griep:

HcoV-229E.

HcoV-OC43.

HcoV-NL63.

HcoV-HKU1.

Van hun kant veroorzaken de volgende drie soorten coronavirussen veel ernstiger ziekten:

SARS-CoV. In 2002 geïdentificeerd als veroorzaker van het Severe Acute Respiratory Syndrome (SARS).

MERS-CoV. Geïdentificeerd in 2012 en gerelateerd aan het Midden-Oosten Respiratoir Syndroom (MERS).

SARS-CoV-2. De meest recent ontdekte en verantwoordelijkvoor de coronavirusziekte van 2019 (COVID -19).

Het is opmerkelijk dat de drie typen die van invloed zijn op mensen zoönotische pathogenen zijn, dat wil zeggen dat ze van een dierlijke gastheer overgaan op een menselijke gastheer.

## 14. Classificatie van coronavirussen

De familie *Coronaviridae* omvat twee subfamilies en vijf genera RNA-virussen:

Onderfamilie Orthocoronavirinae (Coronavirus).

Alphacoronavirus- geslacht.

Ook wel Groep 1 genoemd. Omvat variëteiten zoals feline coronavirus, canine coronavirus en human coronavirus 229E NL63. Dit geslacht omvat ook de coronavirussen Miniopterus 1, Miniopterus HKU8, Rhinolophus HKU2 en Scotophilus 512, evenals het varkensepidemisch diarree-virus en het overdraagbare gastro-enteritis coronavirus.

Genus Betacoronavirus.

Ook bekend als coronavirus van Groep 2. De belangrijkste zijn OC43 en HKU1 (type A); SARS-CoV en SARS-CoV-2 (type B) en MERS-CoV (type C).

Gammacoronavirus-geslacht. (Groep 3 coronavirus).

Genus Deltacoronavirus.

Letovirinae onderfamilie.

Genus Alphaletovirus.

De Alpha- en Beta-geslachten (A en B) zijn gerelateerd aan de genetische overerving van vleermuizen. Van hun kant komen de geslachten Gamma en Delta (G en D) uit de genetische groep van vogels en varkens.

## 15. Door dieren overgedragen coronavirussen

Coronavirussen van de onderfamilie *Orthocoronavirinae* zijn zoönotische pathogenen, dat wil zeggen dat ze nauw verband houden met wilde of landbouwhuisdieren. Hiervan gaan ze over op de mens door consumptie van hun vlees of door contact met hun lichaamsvloeistoffen.

Een voorbeeld van door dieren overgedragen coronavirussen is SARS-CoV, dat het Severe Acute Respiratory Syndrome (SARS) veroorzaakt, een ziekte die kan leiden tot ernstig respiratoir falen.

De eerste SARS-CoV-zaak werd gemeld in 2002 in de provincie Guangdong, China. Van daaruit verspreidde het zich naar meer dan 30 landen met in totaal 8.000 geïnfecteerde en 774 doden.

Studies toonden aan dat de primaire bron van SARS-CoV civetkatten waren, waarschijnlijk besmet met vleermuisbeten. Op deze katten werd gejaagd voor verkoop op markten voor levende dieren in China. Het virus ging van katten op mensen over door consumptie van hun vlees.

Een ander door dieren overgedragen coronavirus is MERS-CoV, dat het Respiratoir Syndroom van het Midden-Oosten (MERS) veroorzaakt. In 2012 werd het eerste geval van MERS gemeld in Saoedi-Arabië, maar er wordt aangenomen dat het mogelijk eerder dat jaar voor het eerst in Jordanië is ontstaan.

Tegen 2019 had hij al 850 levens geëist en 2500 mensen ziek gemaakt in verschillende delen van de wereld, de meesten uit het Midden-Oosten of die naar dat deel van de wereld waren gereisd.

Het oorspronkelijke reservoir voor het MERS-CoV-coronavirus wordt beschouwd als kamelen, dat in dit deel van de wereld veel wordt gebruikt als lastdieren en vlees- en melkbronnen.

Het nieuwe SARS-CoV-2-coronavirus, dat het nieuwe ernstigeacute ademhalingssyndroom COVID -19 veroorzaakt,is van zijn kant afkomstig van hoefijzervleermuizen,een zeer veel voorkomende soort in China, die in markten in dat land te koop wordt bejaagd.

In feite deden de eerste gevallen van COVID -19 zich voor bij mensen die producten hadden bezocht of gekocht op de Wuhan City Seafood Wholesale Market, waar levende dieren, waaronder hoefijzervleermuizen, worden verkocht.

## 16. Weerstand in verschillende omgevingen

SARS-CoV-2 heeft een groot vermogen getoond om te overleven buiten het lichaam van de menselijke of dierlijke gastheer. Het kan 4 dagen actief blijven op glazen oppervlakken, maar ook vijf dagen op papieren of kartonnen voorwerpen. Voor leren en rubberen voorwerpen, zoals winterhandschoenen en die gedragen door medisch personeel, kan deze tot 8 uur meegaan.

Verschillende onderzoeken hebben aangetoond dat het tot 6 uur actief kan zijn op natuurlijke of synthetische stoffen en tot 8 uur op aluminium oppervlakken. Bovendien is het bestand tegen temperaturen tot 38 graden Celsius, waardoor het zich in warme klimaten gemakkelijker naar een veel hoger niveau kan verspreiden dan andere bekende coronavirussen.

## 17. Verschillen tussen COVID -19 en eerdere coronavirussen

Hoewel de COVID -19 veroorzaakt symptomen vergelijkbaarmet SARS-CoV en MERS-CoV, welke symptomen veroorzaakt en de manier waarop het smeersels enigszins afwijken van de laatste twee.

De COVID -19 wordt hoofdzakelijk overgebracht van persoonlijk door lichaamsvloeistoffen zoals speeksel, zelfs op afstanden van 3 meter. In dit lijkt op de MERS-CoV en SARS-CoV, maar de COVID -19 heeft een grotere weerstand tegen het milieu, met inbegrip van hoge temperatuur. Het hoge overlevingsvermogen en het besmettingsvermogen worden echter gecompenseerd door een lager sterftecijfer.

Terwijl het aantal besmette COVID-19 wereldwijd eind maart 2020 850.583 mensen bereikte, bedroeg het aantal doden slechts 41.654, wat overeenkomt met een sterftecijfer van 4,89%. Dit is veel minder dan het sterftecijfer van 35% van de MERS-CoV en 10% van de SARS-CoV-uitbraak.

## 18. Virulentie van 1 tot COVID-19

SARS-CoV-2 heeft een grotere besmettingscapaciteit dan enig ander coronavirus, zoals blijkt uit het feit dat slechts 3 maanden na de eerste bevestigde zaak meer dan 850.000 mensen besmet waren in 190 landen en gebieden op de planeet. Bovendien is de incubatietijd 14 dagen, wat de kans vergroot dat een patiënt anderen infecteert voordat hij symptomen vertoont.

Maar ter compensatie, de COVID-19 heeft een veel lager tarief van sterfte op het MERS-CoV, SARS-CoV en griep. Een studie gepubliceerd in eind maart in het tijdschrift *The Lancet: Infectious Diseases*, gemaakt door de Britse onderzoekers die de gegevens van 70.117 gevallen gediagnosticeerd in China geanalyseerd, zei dat het sterftecijfer van 1 naar COVID-19 is slechts 0,66%. Dit cijfer houdt er rekening mee dat veel infecties en sterfgevallen niet klinisch zijn bevestigd. Als je rekening houdt met alleen bevestigde klinische gevallen, het sterftecijfer van 1 naar COVID -19 tot slechts 1,38%.

Van zijn kant onthulde het China Center for Disease Control and Prevention dat in Wuhan uitgevoerde onderzoeken erop wezen dat slechts 9,1% van de COVID-19 patiënten ernstige tot ernstige symptomen vertoonde, terwijl 80,9% milde symptomen had. of bleef zelfs asymptomatisch.

De doorslaggevende factor in het sterftecijfer is de leeftijd van de patiënt, aangezien de meeste sterfgevallen overeenkomen met volwassenen ouder dan 60 jaar meteerdere aandoeningen zoals diabetes, hypertensie of immunosuppressieve aandoeningen.

Onder overleden oudere volwassenen ligt 8% tussen de 60 en 80 jaar, maar vanaf 80 jaar vormt dit 15% van de geregistreerde sterfgevallen wereldwijd.

Sommige ziekten verhogen ook het sterftecijfer van 1 naar COVID -19. Patiënten met cardiovasculaire problemenhadden een sterftecijfer van 10,5%. Onder diabetici vertegenwoordigen sterfgevallen als gevolg vanCOVID-19 7,3% van de gevallen.

Evenzo is onder de groep patiënten met eerdere chronische ademhalingsproblemen het sterftecijfer van COVID-19 op 6,3% gebleven.

## 19. Immuniteit l tot COVID-19

Tot op heden zijn er geen gevallen bekend van mensen die genezen zijn van COVID-19 en die immuniteit voor deze ziekte hebben ontwikkeld. Wat bekend is, is dat sommige patiënten in China, Duitsland, Japan en Italië die hersteld waren, opnieuw ziek werden nadat ze besmet waren met nieuwe stammen van SARS-CoV-2.

Het eerste geval van herinfectie met COVID-19 werd gemeld in Japan, bij een 70-jarige man bij wie op 14 februari 2020 de diagnose COVID-19 was gesteld. Na te zijn opgenomen in Tokio herstelde de man en werd hij ontslagen. Maar na een paar dagen voelde hij zich weer ziek en werd hij opnieuw in het ziekenhuis opgenomen. Artsen ontdekten dat SARS-CoV-2 weer in zijn lichaam aanwezig was. Deze zaak leidde tot een harde overtuiging van wetenschappers en onderzoekers dat niemand COVID-19 tweemaal achter elkaar kon krijgen.

Eind maart 2020 heeft de Duitse regering aangekondigd dat zij 100.000 gezonde mensen zal onderzoeken die niet ziek zijn geworden ondanks blootstelling aan COVID-19 patiënten. Het doel is om te bepalen of ze hebben geen natuurlijke immuniteit die kunnen dienen om een vaccin of preventieve geneesmiddelen te ontwikkelen l aan COVID-19.

China, de Verenigde Staten, Duitsland en Rusland werken aan de ontwikkeling van vaccins tegen SARS-CoV-2, maar naar schatting zal geen enkel vaccin klaar zijn en definitief worden goedgekeurd voor massale toepassing op de bevolking vóór april 2021.

Ondertussen worden medicamenteuze therapieën toegepast voor malaria en andere ziekten, die positieve resultaten hebben opgeleverd bij het verlichten van symptomen bij de ernstigste patiënten.

# Deel III. Risico en overdracht tussen mensen

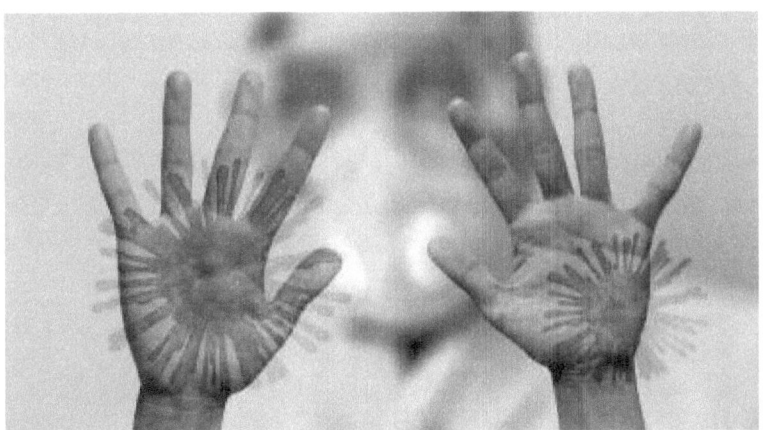

*De uitbraak van COVID -19 heeft overeenkomsten met betrekking tot uitbraken van Severe Acute Respiratory Syndrome 2020 (SARS) Respiratory Syndrome en het Midden-Oosten (MERS) 2012.*

*SARS en MERS verschenen door zoönotische overdracht in verband met vleermuizen, die civetkatten (SARS) in Guangdong, China, en kamelen in Saoedi-Arabië (MERS) infecteerden.*

*In het geval van l naar COVID -19 hij wordt geassocieerd met de consumptie van vlees hoefijzerknuppels in de regio van Hubei, China.*

## 20. Epidemiologische kenmerken

Verschillende onderzoeken die in de maanden februari en maart 2020 in China en Europa zijn uitgevoerd, hebben interessante gegevens opgeleverd over de epidemiologische kenmerken van deze COVID -19- uitbraak.

De incubatietijd is vastgesteld op 3 tot 7 dagen en het herstel van de patiënt kan in milde gevallen 14 dagen duren en in ernstige en kritieke gevallen 3 tot 6 weken. Zeer jonge patiënten zijn over het algemeen relatief resistent tegen infectie, met slechts 1% van de geïnfecteerden van 10 tot 19 jaar en 0,9% besmet op de leeftijd van 10 jaar.

Integendeel, mensen met een leeftijd tussen 30 en 79 jaar vormen het grootste deel van de positieve gevallen, met 87% van alle geïnfecteerden.

Van hun kant hebben mensen tussen 20 en 29 jaar een infectiepercentage van 8%, terwijl het in die ouder dan 80 jaar toeneemt tot 18%.

Verder werd vastgesteld dat 1% van de geïnfecteerde patiënten gedurende het hele type dat ze herstelden geen symptomen vertoonden.

Een ander kenmerk van l naar COVID -19 is dat ondanks het feit dat zeer besmettelijk, 81% van degenen die besmet zijn hebben milde symptomen alleen, zoals een droge hoest, koorts en vermoeidheid, maar niet ontwikkelen longontsteking of ten minste slechts milde longontsteking.

Aan de andere kant vertoont slechts 14% van de geïnfecteerden een ernstig klinisch beeld, met symptomen van kortademigheid, ademhalingsfrequentie groter dan of gelijk aan 30 inspiraties per minuut en bloedzuurstofverzadiging gelijk aan of minder dan 93%.

Ze kunnen ook een partiële druk van arteriële zuurstof tot een fractie van de ingeademde zuurstof van minder dan 300 of pulmonaire infiltraten van meer dan 50% vertonen, en dat alles in slechts 24 tot 48 uur na het optreden van de eerste symptomen.

Evenzo vertegenwoordigen COVID-19 patiënten die een kritieke toestand bereiken amper 5% van de geïnfecteerden.

Deze patiënten vertonen symptomen van ademhalingsfalen, septische shock en / of storing of totaal falen in meerdere organen.

Het sterftecijfer wordt sterk beïnvloed door de leeftijd van de patiënt. De pandemie van COVID-19 heeft een dodelijkongeval van 2,3% in China en 1,9% in de rest van de wereld laten zien, maar dit cijfer stijgt tot 14,8% in het geval van patiënten ouder dan of groter dan 80 jaar. Bij patiënten tussen 70 en 79 jaar daalt het sterftecijfer tot 8,0%. Het is ook opmerkelijk dat de kans op overlijden bij ernstig zieke patiënten 49,0% is.

Bovendien neemt het sterftecijfer aanzienlijk toe wanneer de patiënt lijdt aan een reeds bestaande comorbide aandoening, ongeacht de leeftijd. In dit verband bleek onder degenen die stierven aan COVID-19 dat 10,5% leed aan cardiovasculaire aandoeningen, 7,3% diabetisch was en 6,3% leed aan chronische longaandoeningen. Aan de andere kant vertegenwoordigden hypertensieve patiënten 6% van alle dodelijke gevallen en oncologische patiënten 5,6%.

## 21. Meest voorkomende transmissieroutes

De Wereldgezondheidsorganisatie (WHO) heeft gerapporteerddat de meest frequente overdracht van laan COVID-19 tussen mensen plaatsvindt via druppeltjes uit de neus of mond, die worden verdreven bij het ademen, spreken, hoesten of niezen.

De neusdruppels kunnen op mensen of voorwerpen worden aangebracht binnen een straal van 1 meter rond de geïnfecteerde patiënt. Voor glazen oppervlakken kan SARS-CoV-2 tot 4 dagen en tot 8 uur actief zijn op metalen, stoffen, latex of lederen oppervlakken.

Volgens studies van geïnfecteerde patiënten, de meest waarschijnlijke vorm van inkomsten uit l tot COVID-19 tot het menselijk lichaam door de ogen, neus en mond.

Infectie door de ogen vindt zowel plaats door besmetting van het oog bindvlies met druppeltjes die zijn uitgestoten door een geïnfecteerde persoon, als door de handen aan te raken na contact met een besmet oppervlak.

## 22. Transmissie door luchtdruppels

Op 27 maart 2020 publiceerde de WHO een studie die herhaalt dat de belangrijkste vorm van overdracht van l naar COVID-19 van een zieke naar een gezonde persoon is door druppeltjes die door de neus en mond worden uitgestoten en door contact met besmette oppervlakken.

Bij het ademen of hoesten kunnen deze druppels zich op 1 meter afstand van de patiënt verplaatsen en het slijmvlies van neus en mond bereiken, evenals het bindvlies van de ogen van iedereen in de buurt. Zij kunnen ook vallen op voorwerpen en oppervlakken in de buurt van de besmette persoon, waarbij de COVID-19 actief vanaf 6 uur kan tot 4 dagen.

## 23. Verzending door direct contact

Studies hebben sta eind maart 2020 geen bewijs gevonden dat de COVID-19 door direct contact met de huid wordt verzonden met een geïnfecteerd om een gezonde patiënt. Bovendien lijkt er een zeer laag risico te zijn dat contact met de ontlasting van een geïnfecteerde persoon besmetting bevordert, ook al kan het SARS-CoV-2-coronavirus daarin aanwezig zijn. De WHO heeft aangegeven dat er geen gevallen bekend zijn van fecaal-orale overdracht van 1 naar COVID- 19.

Daarom blijft transmissie via druppeltjes die uit de neus en mond komen en contact met besmette voorwerpen en oppervlakken de belangrijkste officieel bevestigde vorm van besmetting. Om deze reden dringt de WHO erop aan dat de bevolking regelmatig hun handen moet wassen en aanraking met ogen en neus moet vermijden.

## 24. Risico's voor nauwere contacten

Het risico op infectie met het COVID -19 van het coronavirus houdt rechtstreeks verband met het blootstellingsniveau. Nauwe contacten van geïnfecteerde mensen lopen het grootste risico op besmetting door blootstelling door het delen van beddengoed, handdoeken, borden en bestek, meubels en andere gebruiksvoorwerpen. Hieraan wordt toegevoegd blootstelling aan neusdruppelemissies door hoesten, ademhalen of niezen. Dit omvat vooral familie, koppels en collega's.

Medisch personeel dat voor patiënten zorgt die symptomen van COVID -19 vertonen, lopen ook een hoog infectierisico, waardoor het verplicht is om naar behoren gecertificeerde beschermende pakken, maskers en handschoenen te dragen voor risicovolle infecties.

Het feit dat een percentage van de geïnfecteerden geen symptomen heeft, maakt het moeilijker om tijdig maatregelen te nemen om de verspreiding van hun naaste wezens te voorkomen.

Bovendien hebben studies tot nu toe niet opgehelderd wanneer een met COVID- 19 geïnfecteerde persoon het brandpunt van infectie voor anderen wordt.

Om deze reden beveelt de WHO aan dat familieleden van iedereen die symptomen van SARS-CoV-2 vertoont, onmiddellijk worden geobserveerd, zelfs voordat de resultaten van hun analyses worden ontvangen.

Voor degenen die worden ontslagen en weer symptomen vertonen, moeten ze onmiddellijk worden geïsoleerd voordat ze weer besmettelijk kunnen worden.

## 25. Medische observatie van contacten gedurende 14 dagen

Mensen in de buurt van bevestigde COVID -19 patiëntenmoeten gedurende 14 dagen onder medische observatie worden gehouden, de maximale tijd die nodig is om de symptomen te manifesteren. Het ontbreken van symptomen sluit de noodzaak van laboratoriumtests echter niet uit, aangezien veel zieke mensen asymptomatisch kunnen zijn.

De medische observatie moet bij voorkeur worden uitgevoerd in quarantaine, hetzij bij de patiënt thuis, hetzij in een goed voorbereid medisch centrum om dit type patiënt te ontvangen.

## 26. Snijden van de transmissieketting

Sociaal isolement is van doorslaggevend belang om de transmissieketen van 1 naar COVID -19 te snijden, omdat gezondeindividuen daardoor kunnen worden weggehouden van de uitstoot van respiratoire secreties van geïnfecteerde patiënten.

Desinfectie van oppervlakken en objecten dichtbij COVID - 19 patiënten is ook belangrijk.

In navolging van de Chinese autoriteiten beveelt de WHO aan om openbare ruimtes, straten en lanen, maar ook meubels en voorwerpen voor dagelijks gebruik te desinfecteren met ontsmettingsmiddelen op basis van chloor, 75% alcohol en andere lipidenoplosmiddelen.

Eventueel besmette objecten kunnen ook worden gedesinfecteerd door ze te bestralen met ultraviolet licht en gedurende ten minste 30 minuten te verwarmen boven 56 °C. Verder is het belangrijk om individuele en collectieve hygiënemaatregelen na te leven om de kans op besmetting te verminderen.

De eerste is om je handen meerdere keren per dag te wassen met water en zeep of een gel op alcoholbasis aan te brengen. Er moet een afstand van minimaal 1 meter worden aangehouden tussen persoon en persoon, vooral als de andere persoon vaak hoest of niest. Je moet ook voorkomen dat je je ogen, neus en mond aanraakt, vooral na het aanraken van voorwerpen of oppervlakken op straat.

Bij niezen of hoesten moeten de mond en neus bedekt zijn met de binnenkant van de elleboog en niet met de handen. Gebruik in het ideale geval een wegwerpdoekje dat onmiddellijk moet worden verwijderd. Als u symptomen van koorts, hoest en kortademigheid heeft, kunt u het beste thuis blijven en de alarmnummers informeren als deze symptomen verergeren. Moeten volgen de instructies en geactualiseerde informatie van lokale of nationale gezondheidsinstanties, zowel over de voortgang van lnaarCOVID -19 over wat moet worden gedaan om deze te beschermen.

## 27. Risicogroepen die vatbaarder zijn voor besmetting

Gezondheidspersoneel is de groep die het meeste risico loopt om besmet te raken met COVID-19, aangezien zij voor verdachte gevallen het eerste zorgniveau innemen.

Bovendien werken ze in ruimtes waar de opeenhoping van geïnfecteerde patiënten het waarschijnlijker maakt dat er besmette oppervlakken en objecten zullen zijn. Zo registreerde de Spaanse regering in maart 2020 5.600 geïnfecteerde artsen en gezondheidswerkers van COVID-19.

Ten tweede zijn er mensen die werken in bedrijven die een groot publiek bedienen, zoals medewerkers van winkels, supermarkten, bioscopen en collectieve recreatiesites.

Van hun kant ontdekten onderzoekers van het Evidence-Based Medicine Center en het Zhongnan Hospital van Wuhan University dat van de patiënten die stierven aan COVID-19, 42% type A-bloed had.

Op hun beurt ontdekten ze dat slechts 25% van de overledenen type O-bloed had, wat een verband suggereert tussen bloedgroep en kwetsbaarheid voor besmetting van de persoon.

Leeftijd beïnvloedt ook de kwetsbaarheid voor besmetting.Zuigelingen en kinderen onder de 10 jaar blijken zeer resistent te zijn tegen besmetting, terwijl volwassenen boven de 60 zeer kwetsbaar zijn.

Deze ziekte kan echter iedereen aanvallen en kan, gezien de omstandigheden van elke persoon, dodelijk zijn.

# Deel IV. Gevallen, kliniek en mogelijke complicaties

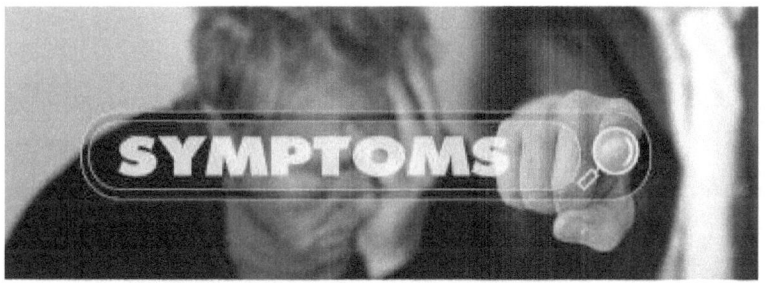

## 28. Subklinische gevallen

Subklinische gevallen van COVID-19 verwijzen naar patiëntendie zijn geïnfecteerd met het SARS-CoV-2-coronavirus maar nog geen symptomen hebben. Deze groep is het onderwerp van speciale aandacht van de onderzoekers, aangezien het nog onbekend is op welk moment vanaf de eerste besmetting een asymptomatische geïnfecteerde patiënt besmettelijk kan worden.

Het SARS-CoV-2-virus heeft een gemiddelde incubatietijd van 5 dagen, maar minder dan 2,5% van de mensen vertoont symptomen binnen de eerste 60 uur vanaf het moment van blootstelling.

In de overgrote meerderheid van de gevallen treden de symptomen van COVID-19 op tussen 12 en 14 dagen na de eerste infectie en in sommige gevallen zullen er nooit symptomen zijn, zelfs niet als de persoon een hoge virale lading in het bloed heeft. Er is ook een kans dat er symptomen optreden na de quarantaineperiode van 2 weken die van toepassing is op de meeste vermoedelijke gevallen.

Dit vormt een grote uitdaging voor degenen die verantwoordelijk zijn voor het beheersen van de COVID-19 pandemie, zoals blijkt uit een studie gepubliceerd in de Annals of Internal Medicine. Volgens de studie zullen 101 van de 10.000 gevallen pas symptomen vertonen na het verlaten van 14-daagse actieve bewaking.

## 29. Verdachte gevallen

Toen de eerste uitbraak van COVID -19 in januari 2020 in de stad Wuhan, China, toenam, raadde het Zhongnan-ziekenhuis van die stad aan dat iedereen die die stad na 15 december had bezocht, zou worden geclassificeerd als een "verdachte zaak" 2019. Echter, in een paar weken de uitbraak verspreid over China en van daaruit naar de rest van de wereld.

Daarom werd iedereen die naar een gebied is gereisd waar COVID -19 gevallen zijn gemeld of die rechtstreeks contact heeft gehad met iemand daaruit, beschouwd als een "vermoedelijk geval".

Vervolgens, gezien de toename van gemeenschapsinfecties in een groot aantal landen, werd deze beoordeling toegepast op iedereen die een of meer van de eerste symptomen van COVID -19 vertoonde, zoals koorts, fysieke vermoeidheid, droge hoest en keelpijn.

## 30. Bevestigde gevallen

Op 3 april 2020, slechts anderhalve maand na het uitroepen van de COVID-19 pandemie, meldde de WHO dat het aantal mensen dat door dit virus is besmet in de wereld 971.591 mensen was.

Daarnaast bereikte het aantal sterfgevallen die dag 75.853 en steeg het aantal herstelde patiënten tot 50.311. Deze cijfers kwamen overeen met de informatie die werd verstrekt door de gezondheidsorganen van de verschillende landen, maar dit was niet noodzakelijk het werkelijke aantal geïnfecteerde personen.

Het grootste probleem om betrouwbare cijfers van infecties, doden en terugvorderingen te verkrijgen is dat veel landen geen systemen voor vroegtijdige opsporing van lnaarCOVID-19, dat kan worden toegepast op 100% van de bevolking.

Daarnaast worden in elk land verschillende criteria toegepast om sterftecijfers door ziekten te meten. Zo werd de Chinese regering er destijds van beschuldigd het werkelijke aantal geïnfecteerden en overledenen bij de eerste uitbraak in Wuhan City te verbergen.

In Duitsland en de Scandinavische landen werden bijvoorbeeld veel eerste sterfgevallen als gevolg vanCOVID-19 geregistreerd als zijnde veroorzaakt door andere onderliggende aandoeningen zoals coronaire hartziekte, acuut ademhalingsfalen, longontsteking, sepsis en nierfalen. Dit was vooral duidelijk bij oudere volwassenen.

Een ander geval was dat van Ecuador, waar in de regio Guayas een opmerkelijke toename van sterfgevallen onder oudere volwassenen werd gemeld. Deze stierven in hun huizen na het vertonen van duidelijke ademhalingssymptomen en zonder hulp van gezondheidsinstanties of werden vervolgens onderzocht om te verifiëren of de doodsoorzaak SARS-CoV-2 was.

Hoewel Ecuador op dat moment in totaal 120 slachtoffers van COVID -19 officieel rapporteerde, is de schatting van de Ecuadoriaanse medische vakbonden dat het werkelijke aantal bijna 450 doden bedroeg.

Dit leidde ertoe dat de WHO regeringen verzocht om een striktere follow-up van vermoedelijke gevallen en de toepassing van beleid dat de zorg voor de bevolking garandeert, vooral in de meest kwetsbare sociale sectoren.

## 31. Meest voorkomende symptomen van de ziekte

De ziekte van COVID -19 heeft relatief milde symptomen in vergelijking met influenza, SARS en MERS. In veel gevallen manifesteren zich zelfs geen symptomen.

Geïnfecteerde mensen vertonen de eerste symptomen binnen 2 tot 5 dagen na blootstelling en in sommige gevallen 14 dagen of langer.

Volgens statistieken verzameld in China in de maand februari 2020 op basis van de analyse van 55.924 bevestigde gevallen van COVID-19, zijn de meest voorkomende symptomen en het percentage waarmee ze zich voordoen:

Terugkerende koorts gelijk aan of hoger dan 38 °C (87,9% van de gevallen).

Droge hoest (67,7%).

Lichamelijke vermoeidheid of vermoeidheid (38,1%).

Van zijn kant, in matige tot ernstige gevallen symptomen zoals:

Dyspneu of kortademigheid (18,6%).

Spier- en gewrichtspijn (14,8%).

Keelpijn (13,9%).

Hoofdpijn (13,6%).

Rillingen (11,4%).

In sommige gevallen treedt braken (5%) en diarree (3,7%) op, zelfs voordat de bovenstaande symptomen optreden.

Een vaak gemeld symptoom, zelfs bij asymptomatische patiënten, is het plotselinge verlies van smaak- en reukzintuigen.

## 32. Klinische tekenen om op te letten

Bij de evaluatie van een persoon die ervan verdacht wordt besmet te zijn met COVID -19, moet worden gezocht naar klinische symptomen zoals terugkerende of aanhoudende koorts gelijk aan of hoger dan 38 °C, permanente vermoeidheid, een laag aantal witte bloedcellen en een laag aantal T-cellen (lymfopenie).

Het is ook belangrijk om de aanwezigheid van longontsteking of een vorm van kortademigheid te beoordelen die wordt veroorzaakt door de ophoping van sputum in de longen.

## 33. Belangrijke laboratoriumtests

Naast de vroege identificatie van symptomen bij mensen waarvan wordt vermoed dat ze COVID -19 hebben, zijn er verschillende tests aanbevolen door de WHO en onderzoekscentra in China en Europa.

Een daarvan is de bloedtest om te bepalen of de niveaus van leukocyten en T-cellen in het bloed zijn gedaald, omdat is vastgesteld dat COVID -19, in tegenstelling tot andere infecties, een verlies van de responscapaciteit van het systeem veroorzaakt immunologisch.

Radiologisch onderzoek van de longen van de patiënt is ook belangrijk om de aanwezigheid van longontsteking en / of obstructie van de bronchiën te bepalen als gevolg van overmatige ophoping van sputum.

De WHO heeft enkele protocollen opgesteld voor de snelle diagnose van COVID -19. Een daarvan, toegepast in Japan, is de kwantitatieve polymerasekettingreactie en -reactie in real-time test (RT-PCR). Deze test wordt uitgevoerd op monsters uit de bovenste luchtwegen of het bloed van de patiënt en kan binnen enkele uren resultaat opleveren.

Een andere snelle test om COVID -19 te detecteren, is gebaseerd op de detectie van IgG- en IgM-antilichamen tegen SARS-CoV-2, aanwezig in bloed-, bloedplasma- of serummonsters.

Deze methode is ontwikkeld in China en kan binnen 15 minuten resultaat opleveren.

Op 14 maart 2020 kondigde de president van de Verenigde Staten, Donald Trump, aan dat het bedrijf Roche een nieuw analysesysteem had ontwikkeld op basis van de kwalitatieve detectie van SARS-CoV-2 in monsters genomen van het nasofaryngeale en orofaryngeale slijmvlies van verdachte patiënten. Deze test kan, zoals gemeld, in slechts 3,5 uur een definitief resultaat opleveren.

## 34. Röntgenfoto's en tomografie op de borst

Röntgenfoto's en tomografieën zijn bepalende instrumenten voor de vroege diagnose van COVID- 19 bij patiënten met longontsteking en andere symptomen waarvan vermoed wordt dat ze besmet zijn met SARS-CoV-2.

Op 12 maart 2020 heeft de Radiologische Vereniging van Noord-Amerika de eerste beelden vrijgegeven van een röntgenonderzoek van de longen met een COVID-19 sterfte.

De beelden toonden de longen van het slachtoffer, een 44-jarige man, voor 70 procent vol slijmvlies.

Onthulde de aanwezigheid van grote witte vlekken genaamd "opaciteit matglazen", die de onderzijde van beide longen. Deze opaciteiten lijken op die bij SARS-CoV- en MERS-CoV-patiënten die ernstige symptomen van longontsteking ontwikkelden.

Aan de andere kant toonden de CT-scans van andere patiënten die stierven aan COVID-19 aan dat deze ziekte een gedeeltelijke vulling van de longblaasjes en bronchiën veroorzaakt met een grote hoeveelheid slijm, waardoor ernstig ademhalingsfalen werd veroorzaakt.

Econosografie is ook zeer waardevol geweest bij de pulmonale evaluatie van patiënten in gezondheidscentra waar onvoldoende computertomografie of röntgenapparatuur aanwezig is.

Momenteel, en omdat er al snelle tests zijn om de aanwezigheid van COVID-19 te bevestigen, worden deze radiologische en echografische technieken voornamelijk gebruikt bij de klinische evaluatie van schade aan de longen van patiënten.

## 35. Milde complicaties

De ziekte van COVID -19 wordt geassocieerd met ernstige longinfecties, die elke patiënt kunnen treffen, ongeacht leeftijd of eerdere lichamelijke aandoeningen.

Echter, meer dan 80% van de patiënten ervaart slechts milde of matige symptomen.

De meest voorkomende complicaties houden verband met een verminderde longfunctie als gevolg van milde longontsteking.

Bovendien wordt de luchtstroom verminderd door de aanwezigheid van slijm in de bronchiën en bronchiolen, wat de zuurstofvoorziening van het bloed vermindert.

In milde gevallen zijn de complicaties van l naar COVID -19 zijn:

    Ademhalingsmoeilijkheden en / of kortademigheid.

    Pijn op de borst en constant gevoel van druk op de borst.

    Geestelijke verwarring en / of moeilijkheden bij het wakker worden.

Het uiterlijk van een blauwachtige tint op nagels, lippen en gezicht.

In het algemeen, in de meeste gevallen de complicaties van l naar COVID-19 zijn dezelfde als de griep en de mensen hersteld van de infectie hebben geen grote gevolgen.

## 36. Ernstige complicaties

Voor mensen ouder dan 60 kan COVID-19 ernstige complicaties veroorzaken die tot de dood kunnen leiden.

Dit komt ook voor bij patiënten van elke leeftijd met eerdere onderliggende aandoeningen zoals hoge bloeddruk, diabetes, chronische nierziekte, kanker en chronische luchtwegaandoeningen.

Mensen die een kankerbehandeling ondergaan en mensen met het Acquired Immune Deficiency Syndrome (AIDS) zijn bijzonder vatbaar voor het ontwikkelen van ernstige complicaties omdat hun immuunsysteem verzwakt is.

Zoals de WHO heeft gemeld, zal 15% van de met COVID-19 geïnfecteerde mensen een ernstige aandoening hebben, terwijl 5% kritische complicaties zal ontwikkelen die hen dwingen tot intensieve therapie. Van deze groep kan iets meer dan 50% overlijden aan de systemische schade veroorzaakt door deze ziekte.

Enkele van de ernstige complicaties van COVID-19 patiënten zijn:

Bilaterale longontsteking van verschillende graden, met de aanwezigheid van ondoorzichtigheid van het grondglas op röntgenfoto's en tomografie.

Acuut respiratoir falen-syndroom als gevolg van obstructie van de luchtwegen als gevolg van de productie van overvloedig dik slijm en ontsteking van het pleurale membraan.

Onvoldoende of falen van de functie van een of meer organen, zoals nieren, lever, hersenen en hart.

Een andere mogelijke ernstige complicatie van l naarCOVID-19 is de verschijning van een beeld van longontsteking bacteriële, gepromoot door de daling van de verdediging van het lichaam als gevolg van de actie van de coronavirus SARS-CoV-2 op het immuunsysteem.

In zeer ernstige gevallen kan septische shock optreden als gevolg van het falen van de functie van belangrijke organen in combinatie met secundaire infecties in de longen en darmen. Deze septische shock kan gelijktijdig optreden bij het Acute Respiratory Failure Syndrome, waardoor de patiënt in een situatie van extreem gevaar verkeert.

## 37. Andere complicaties

Sommige frequent weinig complicaties l aan COVID -19 zijn het uiterlijk van bloedspuwing, of bloed in het sputum long. Deze complicatie is slechts bij 0,9% van de patiënten geregistreerd, maar het bloed komt voor het grootste deel uit het keelholte, ernstig geïrriteerd door hoest.

Andere kleine complicaties zijn diarree, die optreedt bij 3,7% van de geïnfecteerden, evenals braken, waar 5% van de patiënten last van heeft. Deze complicaties, hoewel niet dodelijk, kunnen de gemoedstoestand van de patiënt beïnvloeden en matige tot ernstige uitdroging en ondervoeding veroorzaken als ze niet op tijd worden behandeld.

In 0,8% van de gevallen kan ook een sterk beeld van oogirritatie optreden, vooral in de vroege stadia van de ziekte. Dit symptoom gaat meestal gepaard met verstopte neus en keelpijn die veel patiënten treffen.

# Deel V. Door de gemeenschap verworven longontsteking

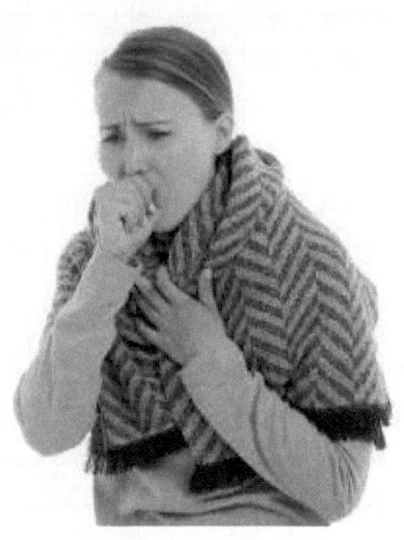

*Longontsteking kan worden veroorzaakt door verschillende soorten ziektekiemen, maar de meest voorkomende zijn virussen, schimmels en bacteriën in de lucht.*

*Klinisch wordt longontsteking geclassificeerd op basis van het type pathogeen dat het veroorzaakt.*

# 38. Concepten

Longontsteking is een beeld van het ademhalingssysteem dat wordt gekenmerkt door de aanwezigheid van een ontsteking van de luchtzakjes van een of beide longen, veroorzaakt door een infectie of de werking van een externe agent. Deze luchtzakjes of longblaasjes kunnen worden gevuld met vloeibaar of etterend materiaal als gevolg van de ontstekingsreactie van het lichaam en de activering van de cellen die verantwoordelijk zijn voor de bestrijding van de ziekteverwekker.

Longontsteking gaat meestal gepaard met symptomen zoals pijn en kortademigheid, koorts, koude rillingen en hoest vergezeld van overvloedig slijm. Longontsteking wordt geclassificeerd naar oorzaak, wat een bacterieel middel, een virus, schimmels of het binnendringen van een vreemde stof of lichaam in de longen kan zijn.

Hoewel ziekenhuispatiënten vaak longontsteking ontwikkelen als gevolg van hun klinische symptomen, komen de meeste gemelde gevallen in de wereld overeen met door de gemeenschap verworven longontsteking.

Dit zijn per definitie luchtweginfecties die worden opgelopen in de omgeving waar de patiënt woont en werkt.

## 39. Verschil met nosocomiale longontsteking

Het is belangrijk om door de gemeenschap verworven longontsteking te onderscheiden van nosocomiale longontsteking. De besmetting die nosocomiale longontsteking (NN) veroorzaakt, treedt op tijdens het verblijf in een gezondheidscentrum of ziekenhuis en manifesteert zich tussen 48 en 72 uur nadat de patiënt is ontslagen.

Het grootste gevaar van nosocomiale longontsteking is dat het wordt veroorzaakt door de werking van bacteriestammen die resistentie tegen de meeste antibiotica hebben ontwikkeld door van het ene zieke naar het andere over te gaan in een cyclus die meerdere keren wordt herhaald.

Mensen die last hebben van het immuunsysteem als gevolg van ziekte, verwonding of medicijnen en die gedurende lange tijd ademhalingsondersteuning krijgen, hebben meer kans op nosocomiale longontsteking. Deze aandoening is ook geldig voor patiënten die dialyse ondergaan, evenals voor medisch personeel dat lange uren in deze gezondheidscentra doorbrengt.

Door de gemeenschap verworven longontsteking is op zijn beurt meestal het gevolg van de werking van bacteriën of virussen in de omgeving, die niet altijd resistentie tegen moderne antibiotica hebben ontwikkeld. Het uiterlijk van de uitbraak houdt meestal verband met de eerdere verspreiding van influenza of influenza tussen gezonde en zieke mensen die dezelfde omgeving delen.

## 40. Diagnostische criteria

De diagnose longontsteking is voornamelijk gebaseerd op de aanwezigheid van symptomen zoals hoge koorts, hoesten borstpijn of pleuritische pijn.

Röntgenfoto's zullen grote witte vlekken op de lobben van een of beide longen vertonen, evenals mogelijke tekenen van pleurale effusie. Een beeld van longontsteking kan ook worden bepaald door de bloedzuurstof- en leukocytenwaarden.

In gevallen waarin bacteriële longontsteking wordt vermoed, kunnen sputum- of slijmculturen worden gedaan om de ziekteverwekker te identificeren en het te gebruiken antibioticum te bepalen. Tegenwoordig zijn er urinetests om pneumokokken en legionella-antigeen te detecteren.

In ernstige gevallen kan een longpunctie worden uitgevoerd om vocht dat zich ophoopt in de pleurale wand te verwijderen en kunnen monsters worden genomen, evenals een bronchoscopie om slijm uit de onderste luchtwegen te bemonsteren.

## 41. Causale pathogene bacteriën

In de Verenigde Staten is infectie met de *Streptococcus pneumoniae-* bacterie de meest voorkomende oorzaak van door de gemeenschap verworven longontsteking.

Dit type infectie komt meestal voor bij patiënten die net een ernstige verkoudheid of griep hebben gehad, omdat hun immuunsysteem tijdelijk is verzwakt. Het kan echter ook optreden zonder dat er een eerdere ademhalingsaandoening is opgetreden.

Bacteriële longontsteking kan een of beide longen aantasten. Het kan ook alleen in één longkwab of in het hele orgaan voorkomen.

HIV / AIDS-patiënten lopen vaak longontsteking op door de werking van de *Pneumocystis-* bacterie.

Een tweede type bacteriële longontsteking wordt veroorzaakt door *Mycoplasma pneumoniae*. Deze medische aandoening wordt vaak zwervende longontsteking genoemd, omdat de symptomen milder zijn dan die veroorzaakt door een infectie met *Streptococcus pneumoniae*.

Hierdoor hebben veel patiënten geen rust- of ziekenhuiszorg nodig en kunnen ze binnen een paar dagen herstellen.Hoewel het geen bacteriën zijn, zijn schimmels een van de meest voorkomende oorzaken van de pathogene oorsprong van longontsteking.

Deze schimmels komen voor in tuin- en veldbodems, of in gebieden waar grote hoeveelheden vogeluitwerpselen worden afgezet. Ze komen meer voor in warme en vochtige klimaatregio's. Hoe meer schimmels een persoon inademt in deze omgevingen, hoe groter de kans op longontsteking.

## 42. Risicofactoren en preventie

Longontsteking kan elk individu aanvallen, ongeacht leeftijd of geslacht. Kinderen onder de 2 jaar en volwassenen ouder dan 65 jaar zijn echter de meest waarschijnlijke sociale groepen die aan deze aandoening lijden. Naast leeftijd zijn er risicofactoren die de kans op longontsteking kunnen vergroten.

Deze omvatten het volgende:

Chronische obstructieve longziekte (COPD) of astma hebben.

Lijdend aan hart-en vaatziekten.

Lange tijd in het ziekenhuis worden opgenomen op een intensive care-afdeling, vooral als u beademd wordt.

Een chronische roker zijn of vele uren per dag worden blootgesteld aan sigarettenrook (passieve roker).

Een auto-immuunziekte hebben of dat het immuunsysteem verzwakt.

Mensen met cystische fibrose kunnen vaak longontsteking krijgen als gevolg van de continue ophoping van vocht in hun longen, wat onder andere de groei van bacteriën bevordert die de bovenste luchtwegen binnendringen.

Mensen die zijn getroffen door hiv / aids, evenals long-, nier- of levertransplantatiepatiënten, die een zwak immuunsysteem hebben als gevolg van respectievelijk ziekte en consumptie van middelen tegen afstoting, zijn ook bijzonder kwetsbaar voor longontsteking.

Kankerpatiënten die radiotherapie en chemotherapie ondergaan, worden ook beschouwd als een hoog risico op longontsteking, evenals patiënten met ontstekingsziekten die het gebruik van steroïden gedurende een lange periode vereisen.

De gewoonte om te roken is een factor die het optreden van recursieve longontsteking bevordert, omdat de chemicaliën in de sigaret het longepitheel beschadigen, waar de baarden of trilharen die de stofdeeltjes en dode cellen vegen zich buiten de longen bevinden.

De beste preventie die tegen longontsteking kan worden gedaan, is dezelfde als die welke wordt toegepast bij andere ziekten die worden overgedragen door bacteriën of virussen. Dit omvat het meerdere keren per dag wassen van uw handen met water en zeep of een oplossing op alcoholbasis.

Dit moet vooral worden gedaan als u contact heeft met oppervlakken die door grote aantallen mensen zijn aangeraakt, zoals restauranttafels, bars, deuren, enz.

Mensen die symptomen van verkoudheid of ernstige hoest vertonen, moeten ook zwaaiende handdrukken vermijden.In dit geval is het raadzaam om een afstand van minimaal één meter aan te houden bij de persoon die ademhalingssymptomen vertoont, hoe klein ook.

## 43. Virale longontsteking

Sommige virussen die verantwoordelijk zijn voor influenza kunnen longontsteking veroorzaken, vooral bij kinderen jonger dan 5 jaar en volwassenen ouder dan 65 jaar. Dit komt omdat hun organismen minder goed de werking van virussen kunnen bestrijden, wat de kans vergroot dat ze de longen aantasten.

Virale longontsteking kan worden veroorzaakt door een van de volgende virussen:

Influenza-virus.

Para-influenza-virus.

Respiratory Syncytial Virus (RSV).

Adenovirus.

Mazelen-virus.

Bovendien zijn de patiënten die het vaakst virale longontsteking ontwikkelen:

Premature baby's.

Zuigelingen onder de 10 jaar met long- of hartproblemen.

Mensen besmet met HIV / AIDS.

Kankerpatiënten die chemotherapie, radiotherapie of medicijnen ondergaan die het immuunsysteem beïnvloeden.

Mensen die een orgaantransplantatie hebben ondergaan en medicijnen tegen afstoting gebruiken.

Over het algemeen hebben pneumonieën veroorzaakt door virussen milde tot matige symptomen en leiden ze slechts in bepaalde gevallen tot ernstige gevallen die het leven van de patiënt in gevaar brengen.

## 44. Longontsteking door COVID-19

Ondanks een veel grotere besmettingscapaciteit dan andere ziekten veroorzaakt door coronavirus, vertoont de ziekte van COVID-19 meestal milde symptomen. In de meeste gevallen hebben de geïnfecteerden alleen een droge hoest, keelpijn, kortademigheid en koorts van 38 °C.

Alleen in matige of ernstige gevallen ontwikkelt zich een beeld van longontsteking. In deze gevallen neemt de kans op overlijden sterk toe als de patiënt ouder is of lijdt aan een andere onderliggende ziekte.

COVID-19 longontsteking wordt gekenmerkt door een overmatige ophoping van vocht en slijm in de longen, waardoor het vermogen om het bloed te oxygeneren praktisch wordt verlaagd tot minder dan 30%.

Röntgenfoto's en computertomografiescans van COVID-19 patiënten met foto's van longontsteking vertonen grote ondoorzichtige gebieden die "opaciteit van gemalen glas" worden genoemd, wat wijst op ernstige obstructie van longblaasjes, bronchiolen en bronchiën.

## 45. Verschillen met andere longontstekingen

Longontsteking veroorzaakt door de ziekte van COVID-19 vormt een ernstig risico voor het leven van de patiënt als het niet op tijd wordt behandeld. Meer dan 50% van de sterfgevallen in de Chinese stad Wuhan tijdens de eerste 60 dagen van de COVID -19 uitbraak kwam overeen met oudere volwassenen die ernstige longontsteking ontwikkelden.

Van hun kant herstelden mensen die geen longontsteking hadden in ongeveer twee weken in bijna 80% van de gevallen en werden geen grote gevolgen gezien. Dit staat in contrast met andere door coronavirus veroorzaakte longontstekingen zoals de MERS-CoV uit 2012 en de SARS-CoV uit 2002, waar er een lager infectiecijfer was, maar een veel hogere mortaliteit.

Bij beide uitbraken ontwikkelde 75% van de geïnfecteerden virale longontsteking en de herstelde mensen kregen vervolgstoornissen waaronder het permanente verlies van tot 30% van hun ademhalingscapaciteit als gevolg van schade aan hun longweefsel.

## 46. Ernstig acuut ademhalingssyndroom

Ernstig acuut respiratoir syndroom (SARS) is een aandoening van de luchtwegen die wordt veroorzaakt door het SARS-CoV-2- coronavirus, evenals door andere infectieuze of niet-infectieuze ziekten.

Als laatste complicatie van de ziekte is COVID - 19besmettelijk en kan het dodelijk zijn. Het werd onlangs in China beschreven in 2002 en verspreid door verschillende landen via geïnfecteerde reizigers, bij het uitbreken van de SARS-CoV-1-epidemie.

Deze ziekte heeft griepachtige symptomen, waaronder droge hoest, kortademigheid, koorts van 38 °C en koude rillingen, spierpijn, hoofdpijn en soms braken en diarree.

Dankzij internationale inspanningen werd de uitbraak beperkt en sinds 2004 zijn er geen nieuwe gevallen van SARS door SARS-Cov-1 in de wereld.

## 47. Ademhalingssepsis en septische shock

Patiënten die lijden aan longontsteking, zoals in het geval van 1 tot COVID-19, kunnen SARS en mers een proces te ontwikkelen ernstige infectie die op zijn beurt een extreme defensieve reactie van het organisme.

De productie van leukocyten en slijm wordt verhoogd om te proberen infectieuze agentia uit de longen te verdrijven en deze vullen zich met vocht als een allergische reactie op de infectie.

Deze omstandigheden kunnen de ontwikkeling van respiratoire sepsis bevorderen, vanwege de proliferatie van opportunistische bacteriën in de warme, vochtige omgeving van de longen. Op zijn beurt kan de infectie in het bloed van de patiënt terechtkomen en organen zoals het hart, de lever, de darmen en de nieren aantasten.

Het organisme komt in een toestand van septische shock als gevolg van de ophoping van gifstoffen geproduceerd door bacteriën en virussen, evenals het falen van de nieren en de lever, die verantwoordelijk zijn voor het filteren van het bloed.

## 48. Extra respiratoire complicaties

Mensen met longontsteking kunnen complicaties ontwikkelen die de functie van andere organen dan de longen beïnvloeden.

De meest frequent in de s ernstige longontsteking is bacteriëmie, die optreedt wanneer de bacteriën infecteren de longen passeren bloedstroom en verspreiding naar andere organen.

Bacteriëmie kan een beeld veroorzaken van orgaanfalen en sepsis, dat dodelijk kan zijn bij kinderen en oudere volwassenen.

## 49. Meervoudig orgaanfalen

Zoals eerder vermeld, kan longontsteking in het meest ernstige stadium leiden tot bacteriële infectie, wat de verspreiding van longinfectie naar het bloed is en van daaruit naar organen zoals de lever, hart, hersenen, nieren en darmen.

Een ongecontroleerde infectie kan het falen van een of meer van deze organen veroorzaken, wat op zijn beurt de ophoping van gifstoffen en metabole afvalstoffen in het lichaam verhoogt. Nierfalen is een van de eerste gevolgen van ernstige longontsteking, gevolgd door leverfalen.

Bovendien kunnen veel antibiotica die worden gebruikt in de strijd tegen bacteriële longontsteking schadelijke effecten hebben op de lever en de nieren en bijdragen aan het falen ervan op korte en middellange termijn.

## 50. Medische kwijting voor longontsteking

Patiënten met longontsteking worden ontslagen wanneer het ontstekingsproces in de longen stopt en uit klinisch onderzoek blijkt dat de infectie is verdwenen na behandeling met antibiotica en rust.

Dit betekent echter niet dat de patiënt volledig gezond zal zijn, omdat er verschillende symptomen en gevolgen zijn die meer tijd nodig hebben om te verdwijnen.

De hoest geassocieerd met longontsteking duurt meestal 1 tot 2 weken om volledig te verbeteren. Eetlust en slaap kunnen worden beïnvloed tot 1 week nadat de symptomen van longontsteking zijn verdwenen.

Daarnaast kunnen spierpijn en een gevoel van fysieke vermoeidheid tot een maand na het ontslag van de longontstekingspatiënt aanhouden.

In de meeste gevallen zullen artsen patiënten 30 dagen rust geven om hun volledig herstel van een dergelijke aandoening te bevorderen.

# Deel VI. Hoog risico op sterfte

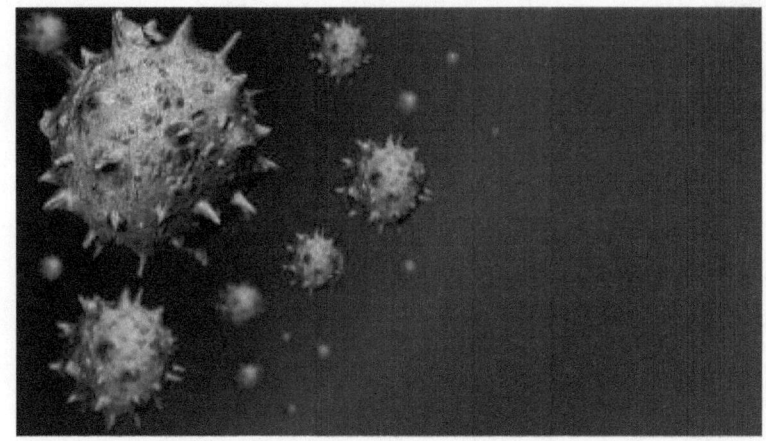

## 51. Hart- en vaatziekten

Een studie gepubliceerd door het American College of Cardiology merkte op dat patiënten met hart- en vaatziekten die COVID-19 oplopen, een sterftecijfer van 10,5% hebben. Dit komt overeen met waarnemingen bij eerdere uitbraken van coronavirusziekten, waarbij werd vastgesteld dat de ernstigste patiënten ook vaak cardiovasculaire letsels of problemen hadden.

Bovendien ontwikkelden patiënten zonder eerdere hartproblemen dit type aandoening wanneer hun symptomen een kritiek niveau bereikten, waarbij ze intensieve zorg nodig hadden.

Onder de complicaties die ernstige patiënten met COVID-19 kunnen treffen, zijn aritmieën, acute coronaire syndromen en het optreden of verergeren van hartfalen.

De COVID-19 genereert een proces vasculitis, of ontsteking van de bloedvaten en ontsteking van de middelste laag van de hartspier, de zogenaamde myocarditis.

Gegevens verkregen uit klinische gevallen van COVID-19 in Wuhan, China en in de Verenigde Staten, geven aan dat mensen ouder dan 65 jaar met hypertensie of coronaire hartziekte meer kans hebben om de SARS-CoV-2-ziekte op te lopen en symptomen te ontwikkelen serieus.

Wereldwijde studies duiden op een verband tussen Troponin T (TnT) -niveaus en het sterftecijfer van hartpatiënten die besmet zijn met COVID -19. Hoe hoger het TnT-niveau, hoe groter de kans op het ontwikkelen van een kritieke aandoening en zelfs het overlijden aan COVID -19.

## 52. Ouderen

Het sterftecijfer van l naar COVID -19 is relatief laag in vergelijking met eerdere ziekten als SARS coronavirus (2002) en de MERS (2012).

Wereldwijd, tot maart 2020 slechts 0,66 procent van degenen die besmet zijn tussen de 20 en 40 jaar stierf aan complicaties van l naar COVID -19. In China was echter al vastgesteld dat dit percentage dramatisch toenam in het bereik van 70 tot 78 jaar, waar de sterfte steeg tot 8%.

Op zijn beurt steeg het sterftecijfer onder patiënten ouder dan 80 jaar tot 14,8%.

Verder bleek dat de helft van de dodelijke gevallen overeenkwam met volwassenen ouder dan 60 jaar, van wie velen leed aan andere eerdere aandoeningen zoals diabetes, hypertensie, kanker of nier- of levertekorten.

Studies uitgevoerd in het kader van de opkomst van de pandemie in Europa en de Verenigde Staten bevestigden dat oudere volwassenen gevoeliger zijn voor het ontwikkelen van ernstige symptomen of sterven.

## 53. Rokers

Voorlopige studies geven aan dat actieve en passieve rokers een groter risico op complicaties lopen als ze besmet zijn met COVID-19 dan andere ademhalingspatiënten, zoals astmapatiënten.

Specialisten van over de hele wereld zijn het erover eens dat tabak een reactie in het longweefsel veroorzaakt die het bindingsmechanisme van het SARS-CoV-2-coronavirus met de longcellen bevordert en daardoor de besmettingssnelheid verhoogt.

Uit vijf onderzoeken die Chinese universiteiten in januari en februari 2020 hebben uitgevoerd, bleek dat rokers, net als griep of griep, tweemaal zoveel kans krijgen om COVID-19te krijgen dan niet-roker van dezelfde leeftijd.

Een reden is dat roken permanente schade toebrengt aan het longepitheel, dat verantwoordelijk is voor het beschermen van de longen tegen infectie, en het verdrijven van stof, bacteriën en dode cellen.

Bovendien blijkt het SARS-CoV-2-coronavirus tot 3 uur te overleven op oppervlakken zoals koper en karton, en hangt het ook in microdruppeltjes uit spuitbussen en in tabaksrook en nieuwe elektronische sigaretten.

Dit houdt in dat een met COVID -19 geïnfecteerde roker iedereen in de buurt kan infecteren die de uitgeademde rook inademt, die het actieve virus zal dragen.

Statistische analyse van duizenden COVID -19 patiënten in Wuhan en andere Chinese steden gaf aan dat rokende patiënten vaker ernstige tot ernstige symptomen ontwikkelden dan niet-rokers.

Bovendien waren rokers ook de groep die in ernstige gevallen de meest ondersteunde ademhaling en intensieve zorg nodig hadden, met 16,9% van de gevallen, tegen 7,6% ex-rokers en 5,2% die nooit consumeerden tabak.

Hieraan wordt toegevoegd dat rokers 25,8% van de overledenen vertegenwoordigden, tegen 11,8% in het geval van niet-rokers.

## 54. Alcoholisme

Alcoholverslaving heeft gevolgen voor het immuunsysteem, waardoor de persoon wordt blootgesteld aan een hoger aantal infecties door virussen zoals de nieuwe COVID -19.

Bovendien neutraliseert alcohol het effect van de meeste antibiotica en antivirale middelen die worden gebruikt bij de behandeling van longontsteking en worden secundaireinfecties veroorzaakt door COVID -19.

In sommige gevallen verhoogt alcohol de toxiciteit en bijwerkingen van bepaalde medicijnen, die de nier- en leverfunctie kunnen beïnvloeden.

Hieraan wordt toegevoegd dat een deel van de alcohol die het lichaam binnendringt wordt verdreven door ademhaling, waardoor het longweefsel wordt geïrriteerd.

## 55. Bronchiaal astma

Astma is een ontstekingsproces van het ademhalingssysteem dat wordt veroorzaakt door een immuunrespons van het lichaam op zowel fysieke als emotionele factoren.

Bronchiale astma wordt beschouwd als een aandoening die het risico op het oplopen van COVID -19 en het ontwikkelen van ernstige symptomen aanzienlijk verhoogt.Bij chronische astmapatiënten kunnen ontstekingscellen acute longbeschadiging veroorzaken.

Bij degenen die besmet zijn met COVID -19 veroorzaakt het virus een droge hoest en ademhalingsmoeilijkheden omdat er meer slijm of slijm wordt genereerd en vocht zich ophoopt in de longen.

Dit kan een ernstig risico vormen voor astmapatiënten, die een acuut ontstekingsproces kunnen ontwikkelen en intensieve zorg nodig hebben, ademhalingsondersteuning nodig hebben of zelfs overlijden als gevolg van volledig falen van het ademhalingssysteem.

## 56. Chronische longziekte

Patiënten met luchtwegaandoeningen zoals chronische obstructieve longziekte (COPD), idiopathische longfibrose (IPF) en astma kunnen verschillende symptomen vertonen die sterk lijken op die van de ziekte van COVID-19.

Deze symptomen zijn onder meer kortademigheid, droge hoest en algemene malaise. In veel gevallen zoeken deze patiënten geen medische hulp wanneer ze COVID-19 krijgen omdat ze denken dat hun symptomen overeenkomen met hun eerdere longaandoeningen.

Mensen met chronische longziekte lopen een ernstig risico als ze COVID-19 oplopen, omdat deze ziekte matige tot ernstige longontsteking kan veroorzaken.

Bovendien veroorzaakt COVID-19 ernstig diffuus letsel door de long, waardoor het zuurstofgehalte in het bloed verder wordt verlaagd bij mensen die zijn getroffen door onderliggende longaandoeningen.

Patiënten met ernstige COVID -19 longontsteking die erinslagen te herstellen, kunnen blijvende longschade hebben waardoor hun ademhalingscapaciteit tot 30% afneemt.

Dit is ernstig bij een voorheen gezond en fysiek fit persoon, maar veel meer bij degenen die al een afname van hun ademhalingsvermogen hebben geleden als gevolg van andere chronische longaandoeningen.

## 57. Diabetes mellitus

Mensen ouder dan 60 jaar, evenals mensen met eerdere aandoeningen zoals astma, diabetes mellitus en hartproblemen, vertegenwoordigen de groep met het grootste risico op complicaties en overlijden door COVID - 19.

Bij het analyseren van de gegevens van meer dan 10.000 geïnfecteerden in de Chinese stad Wuhan, bleek dat diabetici tot 20% van de geïnfecteerden vertegenwoordigden die ernstige en ernstige symptomen ontwikkelden.

Onder de ernstigste gevallen bereiken diabetici op hun beurt een sterftecijfer van 7,3%. Dit is veel hoger dan het sterftecijfer onder ernstig geïnfecteerden zonder diabetes of andere onderliggende ziekten, namelijk slechts 0,9%.

Een van de redenen voor dit hoge sterftecijfer van met COVID -19 geïnfecteerde diabetici is dat ze een grotere neiging hebben om virale infecties te ontwikkelen omdat hun immuunsysteem is aangetast.

Deze mensen hebben witte bloedcellen met een verminderde fagocytosecapaciteit, wat hun reactie op de aanwezigheid van SARS-CoV-2 bemoeilijkt en de tijd die nodig is voor herstel van een infectie verlengt.

Daarbij komt dat zowel SARS-CoV-2 als andere virussen sneller kunnen gedijen bij personen met hoge bloedglucosespiegels.

Bovendien produceren diabetespatiënten minder interferon, een molecuul dat van groot belang is in de organische reactie op virussen, evenals CD8 of cytotoxische disfunctie.

## 58. Obesitas

Obesitas is op zichzelf geen dodelijke risicofactor voor een COVID -19 infectie, maar ziekten die verband houden met deze aandoening, zoals diabetes, hypertensie en ademhalingsproblemen, zijn dat wel.

Statistische studies uitgevoerd door de Centers for Disease Control in de Verenigde Staten toonden aan dat in de stad New Orleans het aantal dodelijke gevallen door COVID -19 verdubbelde dat van de staat New York, ondanks dat er minder bevestigde gevallen waren.

Dit kwam omdat veel van de patiënten in New Orleans mensen waren die meer dan 12 kilogram of ziekelijk zwaarlijvig waren en leden aan eerdere aandoeningen zoals hypertensie, diabetes en astma. Een andere reden dat zwaarlijvige mensen met COVID-19 een grotere kans hebben om te overlijden als hun toestand verslechtert, is dat ze een zwakker immuunsysteem hebben dan de gemiddelde persoon met overgewicht.

Bovendien lijdt een groot percentage van de zwaarlijvige mensen aan slaapapneu, een aandoening die hun ademhaling tijdens de slaap beïnvloedt en een daling van het zuurstofgehalte in het bloed veroorzaakt.

Bovendien is het vervoer van een zwaarlijvige persoon die gecompliceerd is met COVID-19 in veel gevallenmoeilijker of vergt het zelfs een grote inspanning om hen het huis uit te krijgen en hen op tijd naar een gezondheidscentrum te brengen.

Een ander probleem waarmee ze worden geconfronteerd, is de moeilijkheid om CT-scans en röntgenplaten uit te voeren, ze te intuberen of ze een geschikt bed te geven voor hun gewicht en lichaamsgrootte als ze intensieve zorg nodig hebben.

## 59. Hypothyreoïdie

Hypothyreoïdie is een aandoening waarbij de schildklier minder hormonen aanmaakt dan normaal. Er wordt aangenomen dat ten minste 5% van de wereldbevolking lijdt aan hypothyreoïdie.

In het licht van de COVID -19 pandemie hebben dit soort patiënten een sterfterisico dat varieert afhankelijk van hoe de ziekte zich heeft gemanifesteerd.

Mensen met een tekort aan hun schildklier hebben de neiging overgewicht te ontwikkelen, een aandoening die op zijn beurt leidt tot hypertensieproblemen en de bloedcirculatie in de onderste ledematen. Mensen met hypothyreoïdie komen niet alleen aan zonder een verhoogde voedselinname, maar hebben ook vaak last van chronische vermoeidheid of gebrek aan energie.

De meest voorkomende oorzaak van hypothyreoïdie is de zogenaamde ziekte van Hashimoto, waarbij het immuunsysteem de schildklier aanvalt. Dit veroorzaakt een permanente ontsteking van de schildklier en een disfunctie bij de aanmaak van hormonen.

Andere oorzaken zijn bestralingstherapieën, bijwerkingen van sommige medicijnen voor lever- of nieraandoeningen of voor aangeboren oorzaken.

Over het algemeen houdt het sterftecijfer van deze patiënten bij het gebruik van COVID-19 niet rechtstreeks verband met het probleem van hun schildklier, maar vanwege de verslechtering van de algemene fysieke toestand van hun lichaam die daarvan is afgeleid.

## 60. Bijnierinsufficiëntie

Mensen die lijden aan bijnierinsufficiëntie zijn vatbaar voor het ontwikkelen van ernstige tot ernstige aandoeningen als ze COVID-19 oplopen, omdat hun lichaam bijzonder kwetsbaar is voor infectie of letsel.

Dit komt omdat uw bijnieren niet de vereiste hoeveelheid hormonen kunnen produceren, zoals aldosteron en cortisol, die betrokken zijn bij het in evenwicht houden van de bloeddruk en de bloedglucosespiegel.

Bovendien verandert dit probleem ook het mechanisme waarmee het lichaam de relatie tussen water en zout in het bloed onderhoudt.

Een van de gevolgen hiervan is dat het lichaam het vermogen verliest om virale of bacteriële infecties te bestrijden.

Daarnaast vertraagt het herstel van blessures of ziektes in spier-, bind- of botweefsel.

In beide gevallen van primaire bijnierinsufficiëntie (ziekte van Addison) of secundaire bijnierinsufficiëntie (als gevolg van hypopituïtarisme), zijn behandelingen meestal gebaseerd op inname van glucocorticoïden.

Als de patiënt droge hoest en koorts ontwikkelt, zoals bij ernstige tot ernstige gevallen van COVID-19, wordt de dosis gewoonlijk verdubbeld totdat de symptomen verdwijnen. In sommige gevallen van ernstige COVID-19-patiënten werd echter opgemerkt dat ze even kwetsbaar zijn voor bacteriële en virale infecties als diabetespatiënten, die als een hoog risico worden beschouwd.

Bovendien kunnen glucocorticoïden die worden voorgeschreven om bijnierinsufficiëntie onder controle te houden, de immuunrespons van het lichaam beïnvloeden, dus als de persoon COVID-19 oploopt, zouden ze kwetsbaar zijn voor pathogenen die hun ademhalingssymptomen kunnen verergeren en orgaanfalen kunnen veroorzaken.

## 61. Chronische nierziekte

International Society of Nephrology (SIN) gerapporteerd que is nog niet aangetoond dat l tot COVID-19 veroorzaken veranderingen van de renale functie bij patiënten met milde tot matige dozen. Bij patiënten van COVID-19 met ernstige symptomen en vereisen ziekenhuisopname, het heeft een verlies van 25 tot 50% van de nierfunctie gevonden.

Urinetests bij deze patiënten vertonen tekenen van nierschade, zoals proteïnurie en hematurie. Verhoogde creatinine- en ureumstikstofniveaus worden ook gedetecteerd bij uw bloedonderzoeken.

Dit bevestigt eerdere theorieën die erop wijzen dat het SARS-CoV-2-coronavirus de nieren kan aantasten omdat de cellen van deze cellen, evenals van de longen, cellen hebben met receptoren genaamd ECA2, vooral gerelateerd aan de uitsteeksels of pieken van de buitenste laag van het coronavirus. Dit helpt het virus deze cellen te infecteren en zich snel te vermenigvuldigen.

De SIN heeft echter aangegeven dat minder dan 15% van de COVID-19- patiënten een beeld krijgt van acuutnierletsel.

In ieder geval beveelt de SIN aan om de nierfunctie te controleren van al degenen die besmet zijn met COVID-19, ongeacht of ze al een eerdere chronische nierziekte hebben, met behulp van de glomerulaire filtratiesnelheid (GFR). Chronische nierziekte die dialyse ondergaan in gezondheidscentra waar ze besmet zijn met COVID-19.

Deze patiënten kunnen nosocomiale pneumonieën ontwikkelen en hebben op zichzelf de neiging een verminderde immuunfunctie te hebben waardoor ze vatbaar zijn voor ernstige symptomen als ze geïnfecteerd worden met COVID -19.

## 62. HIV / AIDS

Dragers van het Human Immunodeficiency Virus (HIV) die in goede gezondheid verkeren, lopen hetzelfde risico om besmet te raken met COVID -19 als gezonde mensen van dezelfde leeftijd. Als de hiv-drager besmet is met COVID -19 maar geen andere eerdere pathologieën heeft, zal hij een evolutie vertonen die vergelijkbaar is met die van elke andere persoon zonder hiv.

E n als de patiënt ontwikkelde Acquired Immunodeficiency Syndrome (AIDS) veroorzaakt door HIV, het risico van infectie en complicaties aanzienlijk toeneemt. Het komt voor dat het lichaam het vermogen verliest om zichzelf te verdedigen tegen infecties door schimmels, bacteriën en virussen.

De kans op overleven l tot COVID -19 afhangen van het niveau van immunodeficiency patiënt, aard van de behandeling die u ontvangt en uw leeftijd.

Het is opmerkelijk dat tot nu toe niet aangetoond dat antivirale geneesmiddelen voor de behandeling van HIV-AIDS invloed Protec tor tegen l te COVID -19.

Er is ook geen bewijs dat chelopinavir, ritonavir en andere proteaseremmers een beschermend effect hebben tegen het binnendringen van SARS-CoV-2 in de cellen van de geïnfecteerde persoon.

In dit verband bevelen de Europese gezondheidsautoriteiten aan dat deze patiënten de voorgeschreven dosis antivirale middelen nemen, ongeacht of ze COVID-19 hebben of niet, en deze niet te wijzigen buiten de aanbeveling van de behandelende artsen.

Helaas hebben volgens de Verenigde Naties (VN) zo'n 15 miljoen mensen met hiv geen toegang tot antivirale middelen.

## 63. Overgeplant

Patiënten die transplantaties nier, lever, hart en de longen hebben ontvangen co nsiderados hoog risico van lnaarCOVID-19.

Als onderdeel van het postoperatieve proces van een transplantatie moeten deze mensen immunosuppressieve medicijnen gebruiken, die het reactievermogen van het immuunsysteem verminderen. Dit is een manier om te voorkomen dat dit systeem het getransplanteerde orgaan aanvalt, dat u als een vreemd lichaam zou beschouwen.

Dit maakt de patiënt kwetsbaarder voor de werking van SARS-CoV-2 en voor andere bacteriën of virussen. In het geval van ontvangers van orgaantransplantaties die besmet zijn met COVID -19, is de aanbevolen behandeling om de dosis immunosuppressiva te verlagen zodra symptomen van de ziekte optreden, zodat ze zichzelf kunnen beschermen tegen secundaire infecties.

## 64. Gebruik van steroïden

Op corticosteroïden gebaseerde medicijnen werden met gemengde resultaten gebruikt bij de behandeling van patiënten met ernstig acuut ademhalingssyndroom (SARS) in 2002 en ademhalingssyndroom in het Midden-Oosten (MERS) in 2012.

Hoewel steroïden in sommige Europese gezondheidscentra zijn gebruikt om COVID -19- longontsteking te behandelen, heeft de Wereldgezondheidsorganisatie het gebruik ervan waar mogelijk ontmoedigd.

Een van de redenen is dat corticosteroïden het ontstekingsproces dat verband houdt met infectie in de longen van de COVID -19- patiënt verminderen.

Dit helpt theoretisch het risico op acuut longletsel en ademnood te verminderen, geassocieerd met matige en ernstige gevallen van COVID -19- longontsteking.

Corticosteroïden verminderen echter ook de reactiviteit van het immuunsysteem, wat infecties door bacteriën of virussen bevordert, waardoor het risico op septische shock of orgaanfalen toeneemt.

Bovendien is nog onduidelijk is het voordeel van de anti - inflammatoire steroïde therapie processen die de longen zo Agre Sive evenals l aan COVID -19. Om deze reden beveelt de WHO aan te wachten op nieuwe studies die het gemak van het gebruik van steroïden bij de behandeling van patiënten met deze ziekte verduidelijken.

## 65. Immunosuppressie

Patiënten met immunosuppressie zijn patiënten bij wie het immuunsysteem is verzwakt door een genetische aandoening, ziekte of door de werking van een medicijn of een extern agens. Daarom loopt deze groep een hoog risico op complicaties en overlijden als ze besmet raken metCOVID -19.

Patiënten met immunosuppressie zijn onder meer patiënten die zijn getroffen door het humaan immunodeficiëntievirus (HIV) en het daaruit voortvloeiende immunodeficiëntiesyndroom (AIDS). Bij deze mensen wordt het afweersysteem praktisch vernietigd, waardoor allerlei bacteriële, virale of schimmelinfecties in de longen en andere organen kunnen optreden.

Mensen met diabetes kunnen ook een verzwakt immuunsysteem hebben. Een speciaal geval om op te noemen is het geval van mensen met voedingsproblemen, obesitas of ondervoeding, die over het algemeen het vermogen van hun lichaam om zichzelf te verdedigen tegen infecties, verminderen.

De groep kankerpatiënten die immunosuppressiva nodig hebben, vertoont ook een ernstig risico op complicaties en sterfgevallen bij infectie met COVID -19.

## 66. Geestelijk ziek en gehandicapt

Geesteszieken behoren tot de groepen die het meest kwetsbaar zijn voor besmetting met COVID -19. Chinese autoriteiten ontdekt aan het begin van februari 2020 vele pacie mentale efore had verworven l aan COVID -19 na blootstelling aan de besmetting kan niet bewust volgen de algemene voorzorgsmaatregelen om te vermijden contact met zieke mensen en besmette voorwerpen.

Anderen werden blootgesteld aan het virus in de psychiatrische afdelingen en instellingen waar ze werden vastgehouden, die in veel gevallen niet over toereikende sanitaire maatregelen beschikten om een dergelijke infectie te voorkomen.

Een situatie die geesteszieken treft, is het stigma tegen hen in het gezondheidssysteem van veel landen, waardoor het voor hen moeilijk is om tijdig zorg te krijgen wanneer ze symptomen van COVID -19 vertonen.

Bovendien kan de behandeling van zorgpersoneel meer aandacht en tijd vergen, wat in veel gevallen al overweldigd wordt door gevallen van COVID -19 onder de algemene bevolking.

De COVID -19 samenleving veroorzaakt ook een golf van angst en angst, die de geestelijke gezondheid van deze patiënten kan verergeren, terwijl in quarantaine en beperkingen op het verkeer van mensen die de prestaties van regelmatig overleg en therapieën die ze nodig hebben kunnen beïnvloeden.

# Deel VII. Wereldwijde en gemeenschapsepidemiologie

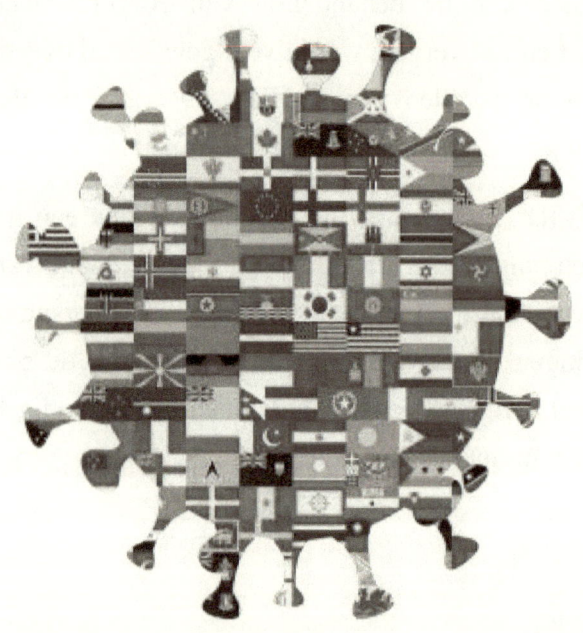

## 67. Epidemieën in de geschiedenis van de mensheid

Sinds de mensheid haar geschiedenis mondeling of schriftelijk bijhoudt, zijn er een groot aantal epidemieën geweest waarbij miljoenen mensen in verschillende delen van de wereld zijn omgekomen.

Veel epidemieën werden veroorzaakt door een enkel infectieus agens en in andere door een combinatie van twee of meer ziekten, begunstigd door slechte hygiënische omstandigheden en slechte voeding onder de bevolking.

Van 430 voor Christus tot de 21e eeuw zijn er 20 pandemieën geweest, of wereldwijde of extra-continentale epidemieën. Onder deze komen de vier meest destructieve gevallen overeen met de epidemieën van pokken, Spaanse griep, HIV-AIDS en de zogenaamde zwarte pest.

De pokkenepidemie wordt beschouwd als de meest dodelijke in de hele geschiedenis van de mensheid, evenals de oudste, aangezien deze ziekte al ongeveer 12.000 jaar woedt. Sindsdien zijn meer dan 300 miljoen mannen, vrouwen en kinderen gestorven aan het pokkenvirus dat verantwoordelijk is voor de pokken.

De ernstigste uitbraak vond plaats tussen 1520 en 1533, toen meer dan 56 miljoen inheemse mensen uit Midden- en

Zuid-Amerika stierven, besmet door Spaanse veroveraars tegen wie ze vochten.

Pas in 1800 verscheen er een pokkenvaccin, waarmee een universeel immunisatieplan begon waarmee de planeet eind jaren zeventig vrij van deze ziekte kon worden verklaard.

Mazelen is een andere ziekte die wordt gekenmerkt door het veroorzaken van dodelijke epidemieën. Naar schatting heeft het sinds zijn verschijning in de oudheid meer dan 200 miljoen slachtoffers gemaakt. Tot aan de uitvinding van een vaccin in 1963 kwam deze ziekte voor in cycli van 2 tot 3 jaar, waarbij telkens ongeveer 2 miljoen doden vielen.

Een andere oude en dodelijke epidemie die de geschiedenis markeerde, was de Zwarte Dood, of builenpest, veroorzaakt door de *Yersinia pestis*- bacil.

In 1347 vond een pandemie van de Zwarte Dood plaats, die de volgende 4 jaar 50 miljoen Europeanen en 150 miljoen mensen in Azië en Afrika heeft gedood. Over het algemeen wordt aangenomen dat het destijds 42% van de wereldbevolking heeft weggevaagd.

De *Yersinia pestis* bacillus werd overgedragen door de beet van luizen en vlooien die Europa bereikten in de zwarte ratten die schepen uit China besmetten. Zijn symptomen waren gezwollen lymfeklieren in het lichaam en geslachtsorganen, evenals puistjes op de huid en necrose van de ledematen.

Een andere dodelijke pandemie die in de recente geschiedenis werd opgetekend, was de Spaanse griep van 1918. Deze werd veroorzaakt door een stam van het griepvirus die opkwam in Kansas, Verenigde Staten, en in de laatste fase van de Eerste Wereldoorlog door soldaten naar Europa werd gebracht. Wereld. Deze besmette soldaten kwamen via de haven van Brest in Frankrijk aan en binnen enkele weken breidde de uitbraak zich uit naar Groot-Brittannië, Duitsland, Italië en Spanje.

In de komende 12 maanden heeft het 50 miljoen levens in Europa en nog eens 50 miljoen in de Verenigde Staten en de rest van de wereld gedood.

De naam van de Spaanse griep was te wijten aan het feit dat de pandemie in dit land veel werd gesproken en niet door de media werd gecensureerd, zoals in de andere landen die betrokken waren bij de Eerste Wereldoorlog.

Vóór de recente pandemie van COVID-19 was de ziekte die het meeste angst in de wereld veroorzaakte, het Human Immunodeficiency Virus (HIV), dat in 1981 in de Verenigde Staten verscheen. Het zou zijn oorsprong vinden in Afrikaanse apen en van daaruit verspreidde het zich naar mensen.

Dit virus wordt overgedragen door vaginale vloeistoffen en speeksel tijdens seksueel contact, evenals door bloedtransfusies of door besmette naalden te delen met mensen die verslaafd zijn aan drugs.

De besmette moeder kan hiv op de foetus overdragen tijdens de zwangerschap of op de pasgeborene tijdens de lactatie. Als het niet op tijd wordt behandeld met retroviralen, is het sterftecijfer 80%.

De geïnfecteerden ontwikkelen het Acquired Immune Deficiency Syndrome (AIDS), een destructief proces van het immuunsysteem dat de patiënt blootstelt aan de dood door longontsteking en verschillende infecties.

Van 1981 tot heden HIV-AIDS heeft gedood ongeveer 35 miljoen mensen en 37 miljoen meer zijn besmet wereldwijd, volgens de WHO.

## 68. Eerdere epidemieën van het coronavirus

In 2003 heeft de WHO een wereldwijde waarschuwing afgegeven over een epidemie van een nieuw type longontsteking die in de regio Guangzhou, China, was opgetreden. De ziekte heette Severe Acute Respiratory Syndrome (SARS) en een groep Chinese onderzoekers identificeerde een vleermuisgerelateerd coronavirus als oorzaak.

Dit coronavirus heette SARS-CoV en hoewel een snelle detectiemethode kon worden ontwikkeld, was het niet mogelijk om een voldoende effectief geneesmiddel te vinden om de werking in het lichaam tegen te gaan.

SARS wordt gekenmerkt door het veroorzaken van ernstige longontsteking, koorts boven 38 °C en ernstige organische complicaties, allemaal in relatief korte tijd na het verschijnen van de eerste symptomen.

Volgens de WHO trof de SARS-uitbraak van 2003 8.098 mensen in 24 landen over de hele wereld, waarvan er 774 stierven.

Dit geeft een snelheid van dodelijke teit aan SARS-CoV van 9,6%.

Aan de andere kant werd in 2012 het optreden van een ernstige luchtwegaandoening gemeld in Saoedi-Arabië, dat zich via reizigers naar Oman, Jordanië en andere landen in het Midden-Oosten verspreidde. Dit werd het Middle East Respiratory Syndrome (MERS) genoemd en een coronavirus dat verband hield met kamelen werd geïdentificeerd als de oorzaak, hoewel de besmetting later gebeurde door direct persoonlijk contact.

Dit coronavirus heette MERS-CoV. Symptomen van MERS zijn onder meer hoge koorts, droge hoest en kortademigheid.

Sinds haar oprichting in 2012 tot de MERS het heeft 820 mensen gedood en besmet tot 2357, wat neerkomt op een snelheid van presenteren le zo-zijn van 34,8%.

## 69. Begin, ontwikkeling en einde van de pandemie

De pandemie begint op het moment dat een ziekte zich over het ene land verspreidt en andere landen en continenten treft. De WHO heeft erop gewezen dat pandemieën voornamelijk verband houden met infectieziekten veroorzaakt door recent opkomende virussen of bacteriën, waarvoor de bevolking geen natuurlijke immuniteit heeft.

Bovendien wordt de pandemie begunstigd door de late reactie van de gezondheidsstelsels vanwege een gebrek aan apparatuur of door het ontbreken van een effectieve behandeling of vaccin voor de nieuwe ziekte.

De ontwikkeling van een pandemie is meestal snel maar kort en de ernst ervan wordt niet altijd beoordeeld alleen vanwege het aantal sterfgevallen dat het veroorzaakt.

In veel gevallen ligt de ernst bij de duizenden patiënten die in korte tijd kunnen ontstaan, waardoor een ernstig volksgezondheidsprobleem ontstaat.

Zo was de Spaanse grieppandemie zowel snel als dodelijk. In slechts 12 maanden stierven wereldwijd 50 miljoen mensen, meer dan de slachtoffers van de Eerste Wereldoorlog, die 4 jaar duurde.

Pandemieën worden beëindigd zodra nieuwe gevallen alleen in hetzelfde geografische gebied of hetzelfde land verschijnen en de nationale grenzen niet overschrijden.

## 70. Mogelijkheden van lokale endemen

Een endemisch wordt gedefinieerd als het regelmatig voorkomen van een ziekte in dezelfde regio of hetzelfde land en in een vergelijkbaar aantal gevallen in elke cyclus. Hoewel een ziekte ook in andere landen kan voorkomen, wordt het als endemisch beschouwd wanneer het voortdurend in hetzelfde geografische gebied terugkeert en er regelmatig een aantal geïnfecteerden voorkomt.

Zo is malaria een endemische ziekte in tropische landen en ondanks de controles en behandelingen die door verschillende regeringen worden toegepast, wordt geschat dat het jaarlijks ongeveer 300 miljoen mensen besmet.

Bij 1 tot COVID -19 er verschillende studies gaande om de mogelijkheid dat het SARS-CoV-2 verkrijgt endemische kwaliteiten beoordelen. Sommige gevallen van mensen die waren geïnfecteerd nadat ze ontslagen uit Zuid-Korea en China, betwijfel of ze dat mensen zich kunnen ontwikkelen na verloop van tijd een natuurlijke immuniteit tegen de COVID -19.

Dit suggereert sommige onderzoekers dat de COVID -19 kon opduiken van tot tijd tijd op één plaats, en werd een endemische ziekte.

Om deze reden werkt het om de verspreiding van het virus te beëindigen tot een niveau dat de duurzaamheid binnen dezelfde menselijke groep verbreekt.

## 71. Lokale, nationale en internationale maatregelen

In het kader van de COVID -19- pandemie kunnen verschillende lokale, nationale en internationale maatregelen worden toegepast om besmetting tegen te gaan.

Op lokaal niveau worden quarantaines, sociale afstand en sociaal isolement het meest gebruikt. Quarantaine bestaat uit de sluiting voor meerdere uren of permanent van gezinnen in hun huizen.

De sociale afstand bestaat op zijn beurt uit een mate van scheiding van minimaal 1 meter tussen mensen die de straat op moeten om voedsel of medicijnen te kopen, te werken of het openbaar vervoer te gebruiken.

Sociaal isolement is over het algemeen van toepassing op degenen die besmet raken en gedurende de duur van de infectie buiten hun contact moeten blijven, thuis of op een aangewezen plek.

Op nationaal niveau is een veel gebruikte maatregel de sluiting van vervoer tussen steden, evenals treinen en vluchten die binnenlandse routes dekken.

Het doel is om de mogelijke verspreiding van besmetting van het ene deel van het land naar het andere te voorkomen. Tijdens de pandemie in China werd deze maatregel met zeer goede resultaten toegepast in de provincie Hubei.

Internationaal maatregelen tegen 1 te COVID -19 hebben gemeenschappelijke grens sluitingen en schorsing van de toeristische vluchten of het transport van passagiers over zee en land geweest. De enige uitzonderingen die werden toegepast, waren vluchten om buitenlandse burgers te repatriëren en het vervoer van vracht van medicijnen, voedsel en basisbenodigdheden.

Een andere maatregel is de installatie van sanitaire afrasteringen aan grenspunten om mensen die elk land binnenkomen te dienen en te controleren of ze symptomen van COVID -19 hebben.

## 72. Quarantaine en sociaal isolement

Onder de niet-medische maatregelen die door regeringen het meest worden toegepast om de verspreiding van een pandemie te beteugelen, zijn quarantaine en sociaal isolement. In het geval van virussen en coronavirussen is het basisdoel van beide maatregelen om de transmissiecyclus van persoon tot persoon te verkorten door zieke en gezonde individuen te scheiden en te isoleren.

Deze scheiding is een tijdje iets langer dan de scheiding die de ziekte nodig heeft om zich vanaf het moment van infectie te manifesteren. Beide concepten lijken misschien op elkaar, maar in werkelijkheid zijn het twee verschillende dingen.

Sociaal isolement bestaat erin mensen met besmettelijke ziekten te scheiden van gezonde individuen. De meeste gezondheidsdiensten van de overheid wijzen erop dat een sociaal geïsoleerde patiënt zijn huis niet mag verlaten voor de aangegeven tijd, noch bezoeken mag krijgen. Bovendien moet hij worden beperkt tot een deel van het huis, gescheiden van de rest van de familiegroep.

Van zijn kant is quarantaine een maat voor bewegingsbeperking voor al diegenen die mogelijk zijn blootgesteld aan een besmetting en nog steeds asymptomatisch zijn voor de minimale tijd die nodig is om de ziekte symptomen te laten vertonen.

Een quarantaine wordt doorgaans alleen opgelegd door nationale, staats- of lokale gezondheidsinstanties wanneer zij de verspreiding van een besmettelijke ziekte willen vertragen, of het nu gaat om een uitbraak, een epidemie of een pandemie.

Daarnaast is het ook een handig hulpmiddel om grootschalige infecties te voorkomen die de capaciteit van ziekenhuiszorg in een land, regio of stad kunnen overschrijden, vooral als er beperkingen zijn in de levering van medicijnen en apparatuur.

In het kader van de COVID- 19- pandemie hebben veel regeringen de opschorting van educatieve activiteiten, collectieve bijeenkomsten, culturele en sportieve evenementen en zelfs commerciële en zakelijke activiteiten opgedragen.

WIE is van mening dat sociale distantiëring- en quarantainemaatregelen de transmissieketen helpen terugbrengen van 1 naar COVID -19, maar alleen als ze vergezeld gaan van uitgebreide tests om verdachte gevallen onder de bevolking uit te sluiten, bevestigde gevallen te isoleren en op te sporen en te onderzoeken die contact met hen hebben gehad.

## 73. Individuele bescherming voor de zieken

De beschermingsmaatregelen voor patiënten met COVID - 19 zijn zowel bedoeld om te voorkomen dat ze andere infecties oplopen die hun toestand verergeren, als om andere mensen in hun omgeving te infecteren.

De asymptomatische of licht symptomatische COVID-19-patiënt moet thuis of in een speciaal geconditioneerde en goed geventileerde ruimte in quarantaine worden geplaatst. Gebruik indien mogelijk een badkamer die anders is dan de rest van het gezin, evenals beddengoed, handdoeken, borden en bestek.

Deze items moeten worden gewassen met zeer heet water en iedereen die de leiding heeft over deze taak, moet handschoenen dragen en hun handen wassen zodra ze klaar zijn, zelfs als ze zijn gedragen.

Het is ook belangrijk om dagelijks veel aangeraakte objecten en oppervlakken schoon te maken, zoals afstandsbedieningen, deurknoppen, mobiele telefoons, lichtschakelaars, keukentafels en werkbladen.

Wanneer de patiënt door een verzorger wordt verzorgd, moeten beide een masker of doekbescherming in hun mond en neus gebruiken om de emissie van geïnfecteerde druppeltjes in de lucht te verminderen bij spreken, ademen of hoesten.

Bij hoesten of niezen moet de COVID-19-patiënt een wegwerpdoekje gebruiken, dat onmiddellijk moet worden weggegooid en zijn handen moet wassen met zeep of antiseptische oplossing gedurende ten minste 20 seconden.

COVID-19 patiënten met eerdere aandoeningen zoals diabetes, hartfalen, nier- of leverfalen, moeten zich strikt houden aan de bijbehorende behandelingen.

Ze mogen de doses van geneesmiddelen niet wijzigen zonder medische toestemming en als hun symptomen verergeren, moeten ze onmiddellijk de hulpdiensten informeren om de nodige hulp te krijgen. Dit omvat situaties zoals het begin van pijn op de borst, ademhalingsfalen en een zeer hoge en continue hoest.

## 74. Individuele bescherming van uw contacten

De eerste stap die iedereen die besmet is met COVID-19 moet doen, is hun situatie te melden aan de mensen met wie ze de afgelopen 14 dagen contact hebben gehad thuis, op het werk en op andere plaatsen die ze hebben bezocht.

Mensen in de buurt van degenen die besmet zijn met COVID-19, moeten extreme hygiëne- en preventiemaatregelen nemen. Dit omvat het vermijden van elk fysiek contact met de patiënt en het meerdere keren per dag wassen van uw handen met een zeepoplossing of een op alcohol gebaseerde antiseptische gel.

Bij het delen van hetzelfde huis moet een duidelijke scheiding worden gemaakt tussen de ruimte die de patiënt inneemt en de ruimte die de rest van de familiegroep zal gebruiken. Dit helpt blootstelling aan besmetting te voorkomen door besmette oppervlakken of aspiratiedruppeltjes die door de adem van de patiënt worden uitgestoten aan te raken.

Als de patiënt het gebruik van artikelen deelt met het gezin, zoals computers of telefoons, moeten deze worden schoongemaakt met een doek en een oplossing op alcoholbasis voordat anderen deze gebruiken.

Het is handig voor mensen in de buurt van een COVID-19-patiënt om een mate van zelfisolatie toe te passen, vooral tijdens de eerste 14 dagen nadat de symptomen zijn opgetreden.

Als ze naar buiten moeten, moeten ze een masker en handschoenen dragen en minstens 1 meter afstand houden met andere mensen.

## 75. Bescherming van medisch personeel

De medische en medisch personeel vormt de eerste lijn van de strijd tegen de COVID-19 en worden het meest blootgesteld aan de besmetting arbeid groep.

In de eerste twee maanden van de pandemie in China, Spanje en Italië was tot 30% van het medisch personeel in ziekenhuizen besmet met COVID-19 en velen verloren het leven.

De WHO heeft erop gewezen dat het uiterst belangrijk is om het gezondheidspersoneel de persoonlijke bescherming te garanderen die nodig is in de hoeveelheid en kwaliteit die nodig is om besmetting met SARS-CoV-2 te voorkomen.

Studies uitgevoerd in Spanje met het enorme percentage door COVID -19 geïnfecteerde artsen en verpleegkundigen,gaven aan dat de persoonlijke beschermingsmiddelen die regelmatig in ziekenhuizen worden gebruikt, SARS-CoV-2 niet beletten de luchtwegen en ogen van medisch personeel binnen te dringen.

Na verschillende wijzigingen in de gezondheidsprotocollen werd aanbevolen dat medisch personeel integrale beschermende uitrusting gebruikt, waaronder medische maskers, ademhalingsmaskers van de categorie N95 of hoger, gelaatsschermen, handschoenen, jassen en gesloten pakken.

Er moet echter worden opgemerkt dat SARS-CoV-2 een gemiddelde grootte heeft van 120 nanometer of 0,12 micron, dus N95-maskers kunnen niet voorkomen dat het de luchtwegen van de gebruiker binnendringt.

Om deze reden is het gebruik van P100- of R100-maskers voorgesteld, vergezeld van een chirurgisch masker aan de binnenkant en een gezichtsscherm aan de buitenkant.

In de overgrote meerderheid van de landen is het echter onmogelijk om deze benodigdheden in de nodige hoeveelheden aan ziekenhuizen te leveren, waardoor de blootstelling van het gezondheidspersoneel aan de infectie is toegenomen.

Directeur-generaal van de WHO Tedros AdhanomGhebreyesus meldde begin april dat er maandelijks 89 miljoen maskers, 76 miljoen handschoenen en 1,6 miljoen veiligheidsbrillen nodig zouden zijn om gezondheidspersoneel wereldwijd te beschermen.

De mentale en psychologische gezondheid van gezondheidspersoneel tijdens de COVID -19- pandemie is ook een probleem dat moet worden aangepakt. Dit personeel wordt blootgesteld aan voortdurende stress en een enorme werkdruk, en stelt zichzelf voortdurend bloot aan traumatische situaties bij het overlijden van een groot aantal patiënten.

Bovendien kunnen artsen, verpleegsters, brancardendragers en zelfs schoonmaakpersoneel in gezondheidscentra infectiebronnen worden voor hun familie en vrienden als ze besmet raken.

De WHO heeft ook benadrukt hoe belangrijk het is dat regeringen het gezondheidspersoneel beschermen tegen sociaal stigma door een publiek dat bang is een bron van besmetting te zijn.

In 2014 was er een geschiedenis van aanvallen op artsen die de uitbraak van Éball in West-Afrika bestreden.

Begin april 2020 werden ook verbale en fysieke aanvallen gemeld tegen artsen en verpleegkundigen in Colombia en Mexico, omdat ze bij hen thuis aankwamen na een lange dag werken voor COVID -19- patiënten.

## 76. Bescherming van verzekeringspersoneel

In het kader van de COVID -19- pandemie moet het borgingspersoneel dat verantwoordelijk is voor het garanderen van de levering van beschermende uitrusting en voorraden aan gezondheidsnetwerken ook voldoen aan de regels ter voorkoming van besmetting.

Het gebruik van individuele beschermingselementen zoals maskers, handschoenen, volledige pakken en andere die het binnendringen van het coronavirus in uw organismen voorkomen, is verplicht.

Dit is vooral belangrijk bij degenen die werken in door COVID- 19 aangewezen patiëntenziekenhuizen en op intensive care-afdelingen.

Degenen die verantwoordelijk zijn voor de verzekering en die buiten ziekenhuizen werken, moeten ook beschermingsteams hebben, dat wil zeggen degenen die taken uitvoeren om voertuigen en mensen te controleren of zich te houden aan sanitaire maatregelen in markten en voedseldistributiecentra tijdens quarantaines.

## 77. Verklaring van stopzetting van de quarantaine

Op 8 april verklaarde de Chinese regering 76 dagen eerder de beëindiging van de collectieve quarantaine in Wuhan, als eerste land dat een quarantainemaatregel ophief in het kader van de COVID -19- pandemie.

Deze beslissing werd genomen na enkele dagen zonder nieuwe sterfgevallen als gevolg van COVID -19 op het hele Chinese vasteland te registreren.

Bovendien werden slechts 271 besmettingsgevallen geregistreerd, voornamelijk bij Chinese burgers die uit het buitenland terugkeerden.

Quarantaine in Wuhan was van cruciaal belang om te voorkomen dat het virus zich naar de rest van het vasteland van China zou verspreiden. Tot op heden zijn er 3.331 mensen omgekomen in het land, van wie er 2.571 in Wuhan woonden. Er waren ook 81.700 geïnfecteerden, waarvan 50.008 correspondeerden met inwoners van deze stad.

Na de beëindiging van de quarantaine te hebbenaangekondigd, meldde de provincie Hubei dat alleen burgers met een speciaal certificaat die hun goede gezondheid garandeerden en die geen contact hebben gehad met personen waarvan wordt vermoed dat ze COVID hebben, naar andere regio's mogen reizen -19.

WHO heeft aangegeven dat quarantaine maatregelen moeten gericht zijn op de cyclus van overdracht persoon te breken tot persoon l aan COVID -19, zodat de opschorting daarvan in elke stad of land zal afhangen van hoeveel het aantal nieuwe infecties te verlagen en sterfgevallen.

## 78. Verklaring van stopzetting van de verzending

WHO heeft bevolen dat de verklaring van stopzetting van de transmissie l tot COVID -19 alleen worden gemaakt als 14 dagen zonder nieuwe gevallen zijn verstreken. Dit is de gemiddelde tijd die nodig is voor het verschijnen van symptomen en is een referentie die wordt gebruikt voor het isoleren van verdachte gevallen.

## 79. Aangifteplichtige ziekte

Door de hoge snelheid van de infectie en de dood risico vertegenwoordigen de COVID -19, de overgrote meerderheid van de overheid verklaarde de verplichting om een vermoed geval en de daaropvolgende bevestiging en ontwikkelingsstoornissen follow melden - up van patiënten.

Bovendien moeten burgers die reizen of wonen in landen waar gevallen zijn gemeld, zich bij de autoriteiten melden als ze symptomen hebben.

Privéklinieken, ziekenhuizen en particuliere artsen zijn verplicht de gezondheidsautoriteiten te informeren over elke patiënt met symptomen van droge hoest, kortademigheid en de autoriteiten te informeren, die de respectieve epidemiologische surveillance-strategie zullen toepassen.

# Deel VIII. Preventie van ziekte

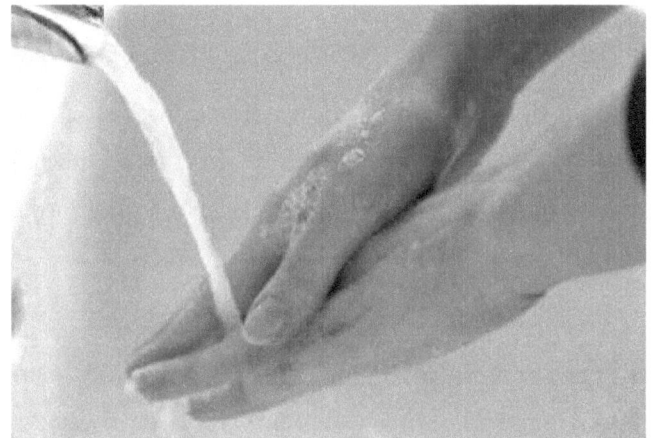

## 80. Toezicht op symptoomvrije contacten

Een van de belangrijkste maatregelen om de COVID-19-pandemie te stoppen, is om de SARS-CoV-2-transmissiecyclus van persoon tot persoon te verkorten. Daartoe moeten degenen die contact hebben gehad met de bevestigde patiënten van COVID-19, worden geïdentificeerd en gecontroleerd.

Volgens de door de WHO opgestelde protocollen moeten bevestigde gevallen met milde of asymptomatische symptomen thuis worden behandeld, onder quarantaine en sociaal isolement.

Van hun kant moeten matige tot ernstige gevallen worden verzorgd in gezondheidscentra. Maar de contacten van bevestigde COVID-19-patiënten moeten ook zo snel mogelijk worden gelokaliseerd en bijgewoond.

Contacten worden gedefinieerd als elke persoon die met de COVID-19-patiënt een gemeenschappelijke werkruimte, thuis, sociale bijeenkomst heeft gedeeld of dezelfde apparatuur of benodigdheden heeft gebruikt. Er wordt onderscheid gemaakt tussen nauw contact en informeel contact. De eerste verwijst naar gezinsgroepsleden en collega's of vrienden die lange tijd minder dan 2 meter verwijderd zijn van een persoon met symptomen.

De term informeel contact van zijn kant verwijst naar mensen die dezelfde fysieke ruimte delen als de geïnfecteerden van COVID -19, maar er geen fysiek contact of nabijheid bij hebben, zoals collega's die zich in andere delen van het bedrijf of buren van een gebouw.

De classificatie van dit type contact is ter beoordeling van de epidemiologische surveillancediensten, maar de klinische follow-up zal alleen plaatsvinden voor nauwe contacten. Nauwe contacten die geen symptomen vertonen, moeten 14 dagen in quarantaine worden geplaatst op een vaste locatie.

Op deze contacten worden in sommige landen snelle diagnostische tests toegepast en in andere niet. U dient tweemaal per dag uw temperatuur te meten en de gezondheidsautoriteiten op de hoogte te stellen als zich een symptoom voordoet zoals koorts hoger dan 38 °C, hoesten en ademhalingsmoeilijkheden.

Zodra de 14 dagen quarantaine zijn verstreken zonder symptomen te vertonen, wordt de epidemiologische bewaking van het contact beëindigd.

## 81. Thuis zorgen voor de patiënt met COVID - 19

In de meeste gevallen vertonen patiënten met COVID -19 slechts milde symptomen en wordt geadviseerd om thuis te rusten. De zorg die u thuis krijgt, is bedoeld om te voorkomen dat de symptomen compliceren en om andere gezinsleden tegen infectie te beschermen.

Dit is vooral belangrijk als de patiënt samenleeft met volwassenen ouder dan 60 jaar of andere familieleden die lijden aan onderliggende ziekten zoals diabetes, hartaandoeningen of een soort longziekte. Het is ook waar als de persoon die aan deze voorwaarden voldoet de verzorger is van een patiënt met COVID -19.

De patiënt met COVID -19 moet thuis blijven en voldoen aan een strikte quarantaine van ten minste 14 dagen, waarna hij door artsen moet worden beoordeeld om te bevestigen of de infectie is gestopt.

De patiënt moet geïsoleerd worden in een kamer gescheiden van de rest van het gezin, voldoende geventileerd worden en, indien mogelijk, alleen een badkamer gebruiken voor hem. Patiënten met COVID -19 mogen geen persoonlijk of keukengerei, beddengoed of persoonlijke kleding delen met andere familieleden.

Een minimum afstand van 2 meter moet worden aangehouden met de rest van de bewoners van de woning.

Het is belangrijk om de oppervlakken van de door de patiënt gebruikte bad- en badkamermeubels te reinigen met een desinfecterende oplossing op basis van natriumhypochloriet of alcohol. Lichtschakelaars, aanrechtbladen en deurgrepen moeten ook worden gedesinfecteerd.

Het gebruik van het masker door de geïnfecteerde is essentieel. Dit masker moet dagelijks worden vervangen. Ze moeten ook worden gebruikt door degenen die de kamer van de patiënt binnenkomen om voor hem te zorgen.

Als de patiënt geen masker kan dragen, moeten de mond en neus bij niezen of hoesten bedekt worden met wegwerpdoekjes en onmiddellijk weggegooid worden.

De verzorger van de patiënt met COVID-19 moet handschoenen dragen bij het hanteren van de kleding en moet koste wat kost direct contact met lichaamsvloeistoffen zoals ontlasting, urine of slijm vermijden. Zowel handschoenen als maskers die bij patiëntenzorg worden gebruikt, moeten worden weggegooid zodra ze klaar zijn met gebruik.

De hele familiegroep moet hun handen meerdere keren per dag wassen met desinfecterende gel of een oplossing op alcoholbasis in een concentratie gelijk aan of groter dan 60%.

## 82. Overdracht van verdachten of patiënten

De overdracht van een vermoedelijke of bevestigde patiënt met COVID-19 vereist bepaalde overwegingen waaraan moet worden voldaan door de medische transport- en pre-ziekenhuiszorg.

Deze overwegingen zijn bedoeld om het risico op besmetting te verminderen voor het personeel dat verantwoordelijk is voor de ambulances, evenals voor andere patiënten die ze later gebruiken.

Voordat met de zorgoverdracht van een verdachte of bevestigde patiënt met COVID-19 wordt begonnen, moet rekening worden gehouden met de behoeften die deze hebben voor hun stabilisatie, zoals beademingsapparatuur, serums en medicijnen.

Patiënten die geassisteerde ademhaling krijgen, moeten naar hun eigen bed worden overgebracht om besmettingsrisico's te voorkomen bij het loskoppelen van slangen en accessoires in ambulances.

Wegwerpkostuums, maskers, gelaatsschermen, handschoenen en alle beschikbare beschermende uitrusting moeten worden gebruikt door transferpersoneel en moeten bij levering aan de patiënt worden weggegooid.

Dan moet u nieuwe persoonlijke beschermingsmiddelen aantrekken en de ambulance en alle gebruikte apparatuur desinfecteren.

## 83. Gecompliceerde ziekenhuisopname

Over het algemeen vertonen patiënten met COVID -19 milde of matige symptomen zoals koorts van 38 °C en hoest, dus de toegepaste medische maatregel is rust thuis gedurende ten minste 2 weken, terwijl de infectie afneemt.

Wanneer de symptomen echter verergeren en kortademigheid, pijn op de borst, hartritmestoornissen, hoge bloeddruk en andere problemen optreden, is onmiddellijke ziekenhuisopname van de patiënt dringend noodzakelijk.

In dit geval moet de met COVID -19 gecompliceerde patiënt in een geïsoleerde eenpersoonskamer worden geplaatst of in een ruimte die alleen bestemd is voor patiënten met deze ziekte.

Bezoeken moeten indien nodig worden beperkt of verboden en iedereen die deze kamers betreedt, moet passende bescherming gebruiken.

Waar mogelijk moet de overdracht van een met COVID -19gecompliceerde patiënt tussen verschillende delen van het gezondheidscentrum worden vermeden. Mochten aanvullendeonderzoeken nodig zijn, zoals echografie en röntgenfoto's, dan moet daar naar worden gestreefd met draagbare apparatuur in de kamer van de patiënt.

Als de ziekenhuisapparatuur niet mobiel is, moet deze na gebruik door de patiënt met COVID -19 volledig worden gedesinfecteerd.

Bij de ziekenhuisopname van gecompliceerde gevallen met COVID -19 is de prioriteit van het behandelteam het behoud van de ademhalingsfunctie en het verzorgen van complicaties die kunnen optreden op lever-, coronair- of nierniveau.

De beschikbaarheid van ondersteundebeademingsapparatuur is essentieel bij de beslissing over de ziekenhuisopname van een patiënt met COVID -19 die ernstige of gecompliceerde symptomen vertoont.

## 84. Conjuncturele ziekenhuiscentra

Ziekenhuiscentra voor korte duur bieden een tijdige oplossing voor de overvloed aan gezondheidsdiensten vanwege het grote aantal patiënten dat verdacht wordt van COVID -19. In gebieden waar de pandemie een groot aantal geïnfecteerden en slachtoffers heeft achtergelaten, is gebruik gemaakt van voorlopige ziekenhuiscentra, uitsluitend gericht op de zorg voor patiënten met COVID -19.

Bovendien hebben veel ziekenhuizen in landen als China, Spanje, Italië, de Verenigde Staten en Duitsland hun verschillende diensten gesloten om al hun fysieke ruimte te besteden aan patiënten met COVID-19.

De oprichting van veldhospitalen, soms op zeldzame plaatsen zoals het Central Park in New York, maakt deel uit van de reactie op de ineenstorting van formele gezondheidscentra.

Deze conjuncturele hospitalisatiecentra hebben het voordeel dat ze over de nodige apparatuur beschikken om voor patiënten met COVID-19 en de mogelijke complicaties te zorgen.

Dit omvat röntgen- en digitale beeldapparatuur, intensive care-afdelingen, mechanische ventilatoren en alles wat nodig is om een zeer besmettelijke patiënt met een hoog risico te behandelen.

## 85. Intensieve zorg en beademing

Wanneer een patiënt met COVID-19 ernstige symptomen ontwikkelt, is het meest voor de hand liggende en meest levensbedreigende acute respiratory distress syndrome (ARDS).

Dit syndroom treedt op als gevolg van obstructie met zeer dik slijm van de longblaasjes en bronchiën. Een ernstige patiënt met COVID -19 wordt geacht tot 70 procent van zijn longcapaciteit te verliezen als gevolg van slijm en letsel aan zijn longkwabben.

Zowel bij patiënten die gezond waren voordat ze besmet raakten met COVID -19, als bij degenen met eerdere aandoeningen zoals hartaandoeningen, hypertensie, diabetes en anderen, is het verlies van ademhalingscapaciteit altijd het grootste gevaar waarmee ze worden geconfronteerd.

Om deze reden moeten ernstige gevallen 24 uur per dag worden behandeld met geassisteerde ademhaling tijdens de fase waarin symptomen van longontsteking en ARDS optreden.

Intensieve zorg is ook vereist om complicaties in het cardiovasculaire systeem te behandelen die worden veroorzaakt door zuurstofarm bloed en ontsteking van de bloedvaten rond de longen en het hart.

Nier- en leverfalen zijn andere veelvoorkomende problemen in ernstige gevallen met COVID -19, die ook veel patiënten naar intensive care-afdelingen leiden.

## 86. Algemene enimmunologische ondersteunendemaatregelen

Patiënten met COVID -19 vertonen gewoonlijk koorts en hoest tijdens de beginfase van de ziekte. Om deze reden moet uw eerste zorg bestaan uit continue hydratatie om de elektrolyteniveaus in het bloed aan te vullen en om het slijm dat zich in de longen vormt, gemakkelijker te verdrijven.

In het geval van patiënten met ziekten die hun afweer beïnvloeden, kunnen artsen therapieën evalueren die gericht zijn op het verhogen van hun immuunrespons, zoals het gebruik van interferon of behandelingen die met succes worden gebruikt in gevallen van SARS en MERS.

Tot nu toe niet gevonden een bijzonder betrouwbare geneesmiddel voor het versterken van de immuunrespons bij niet-geïnfecteerde patiënten en beschermen hen van l naar COVID -19.

Er worden echter onderzoeken gedaan om de effectiviteit te bepalen van op vitamines gebaseerde therapieën en bepaalde medicijnen die het immuunsysteem van het lichaam stimuleren.

## 87. Antivirale middelen, antibiotica en steroïden

Hoewel een effectieve behandeling voor SARS-CoV-2 nog niet is ontdekt, werken verschillende universiteiten en onderzoeksgroepen aan het nut van antivirale middelen en medicijnen die met relatief succes worden gebruikt bij andere coronavirusziekten te bepalen.

Het gebruik van antivirale middelen is gebaseerd op het feit dat SARS-CoV-2 tot de Betacoronavirus-groep behoort, die ook SARS-CoV en MERS-CoV omvat, wat het ademhalingssyndroom van het Midden-Oosten (MERS) veroorzaakt.

Sommige medicijnen tegen Éball worden ook getest om hun werking tegen SARS-CoV-2 te verifiëren.

Interferon wordt momenteel door China, Cuba en andere landen gebruikt als onderdeel van de behandeling van patiënten in hun beginstadia, met goede resultaten.

De werkzaamheid van medicijnen zoals ribavirine, lopinavir-ritonavir en penciclovir, remdesivir en favipiravir worden ook getest, wat een significant effect aantoont van het verminderen van de virale belasting in het bloed van geïnfecteerden.

Wat corticosteroïden betreft, het gebruik ervan wordt toegepast onder bepaalde omstandigheden waarbij ontsteking van het longweefsel permanente schade of een ineenstorting van de ademhalingsfunctie kan veroorzaken.

Tot dusver promoten verschillende regeringen het gebruik van Chloroquine en zijn varianten, gebruikt bij de behandeling van malaria, als een manier om de virale belasting van SARS-CoV-2 te verminderen.

Hoewel het gebruik van chloroquine niet wordt ondersteund door klinische studies met betrekking tot de COVID-19, zijn er veel gevallen van verbetering geweest in matige tot ernstige patiënten die dit medicijn ontvangen.

Een mogelijke reden is dat chloroquine de endosomale pH verhoogt, wat het fusieproces van het virus met menselijke cellen beïnvloedt. Het heeft ook een immunomodulerend effect en de efficiëntie lijkt hetzelfde, zowel in de beginfase als in de gevorderde stadia van infectie.

De toepassing van antibiotica bij patiënten met COVID -19 heeft tot doel secundaire infecties met pneumokokken en andere bacteriën aan te pakken bij patiënten die sepsis of septische shock hebben ontwikkeld.

## 88. Huidige en toekomstige vaccins

Verschillende landen worden gewerkt aan een vaccin tegen de COVID -19, met behulp van de informatie over het genoom van de SARS-CoV-2 uitgebracht door Chinese wetenschappers onderzoek naar de pandemie in Wuhan in de provincie Hubei.

Deze synthetische vaccins gebruiken voor het grootste deel een genetische code die menselijke cellen instrueert om een eiwit te produceren dat aanwezig is in SARS-CoV-2, dat wordt gebruikt om cellen binnen te dringen.

Op deze manier genereert het lichaam een immuunrespons op dat eiwit en daardoor wordt het vermogen van de veroorzaker van 1 om COVID -19 binnen te dringen in menselijke cellen verminderd.

In het beste geval voltooit de eerste echter alleen de experimenten en certificeringsstappen naar het laatste kwartaal van 2020.

Onderzoekers van de minste vijf landen zijn bezig met het controleren van de bestaande theorieën die vaccins zoals Bacillus Calmette-Guerin (BCG) tuberculose-vaccin of het verhogen van het vermogen van het lichaam af te weren l aan COVID -19.

Dit is gebaseerd op bewijs dat is gevonden in eerdere ervaringen en studies die suggereren dat BCG het immuunsysteem "traint" om niet alleen de bacil van Koch te herkennen en erop te reageren, maar ook op een grote verscheidenheid aan bacteriën, parasieten en virussen.

Volgens een van de lopende onderzoeken op basis van het geval van 150.000 met BCG gevaccineerde kinderen in 33 landen, hadden ze 40% van de acute acute luchtweginfecties dan de niet-gevaccineerde.

Een vergelijkbare relatie werd ook gevonden bij oudere volwassenen, die minder luchtweginfecties hadden dan niet-gevaccineerde kinderen.

## 89. Controle van chronische patiënten

Chronische patiënten moeten uiterst voorzichtig zijn bij het krijgen van COVID -19, vooral als ze aan ziekten lijden of behandelingen krijgen die het immuunsysteem beïnvloeden.

De eerste stap is om thuis in quarantaine of isolatie te blijven en jezelf niet bloot te stellen aan besmetting tijdens het winkelen. Deze taken moeten worden gedelegeerd aan iemand die u vertrouwt.

Chronische patiënten met COVID -19 die geen symptomen hebben ontwikkeld die ziekenhuisopname rechtvaardigen, moeten doorgaan met hun reguliere behandelingen en deze niet wijzigen zonder medische toestemming.

Bij diabetespatiënten wordt aanbevolen om de glucosespiegel en de lichaamstemperatuur minstens driemaal per dag te controleren.

Hypertensieve en cardiovasculaire patiënten moeten rust houden en hun bloeddruk twee keer per dag controleren, vooral als er tekenen zijn van ademnood of tekenen van longontsteking, een aandoening die de cardiale oxygenatie kan beïnvloeden.

Bij patiënten met luchtwegaandoeningen zoals emfyseem, tuberculose en astma wordt aanbevolen om ze onmiddellijk in het ziekenhuis te plaatsen, aangezien ze een groep zijn met een hoog risico op complicaties en sterfte door COVID -19.

## 90. Vitaminen en voeding

Er zijn verschillende onderzoeken en onderzoeken gaande om de impact van vitamine-insufficiëntie op de kwetsbaarheid van het lichaam voor COVID -19- infectie te beoordelen.

Deze onderzoeken waren tot dusver echter niet categorisch en bouwen voor het grootste deel voort op eerdere ervaringen met andere ziekten veroorzaakt door virussen zoals dengue en influenza.

Verschillende studies lijken erop te wijzen dat een verhoging van de orale inname van vitamine D de ernst van de ademhalingssymptomen lijkt te verminderen bij patiënten die gecompliceerd zijn met COVID -19.

Dit lijkt verband te houden met het vermogen van vitamine D als ontstekingsremmer in longweefsels en met het feit dat het coronavirus en het griep- of griepvirus gemeenschappelijke kenmerken hebben.

Hiervan benadrukken ze dat beide virussen het vermogen hebben om buiten een gastheer te overleven en dat hun sterfte voornamelijk verband houdt met ernstige longontsteking.

De mogelijke relatie tussen slechte blootstelling aan zonlicht, essentieel voor de synthese van vitamine D in het lichaam, met het grote aantal gevallen van COVID-19 dat is geregistreerd onder de bevolking van China, Zuid-Korea en Europa, wordt ook bestudeerd.

Uit deze studie blijkt ook dat Afrika en Zuid-Amerika, waar de blootstelling aan de zon het hoogst is, een veel langzamere infectie lijken te hebben.

De studies stellen een substantiële verhoging van de inname van vitamine D voor, van meer dan 5.000 IE per dag bij mensen jonger dan 50 jaar.

In het geval van volwassenen ouder dan 50 jaar in ernstige toestand wordt voorgesteld om 10.000 IE per dag of tot 100.000 wekelijks in te nemen, zolang de symptomen van de ziekte aanhouden.

Zoals voor vitamine C, die traditioneel in verband met de goede werking van het immuunsysteem, hebben zij geen bewijs gevonden dat een toename van de consumptie beschermt het lichaam tegen de COVID-19.

Dit is geverifieerd bij ernstig zieke patiënten die intraveneus hoge doses vitamine C kregen, zonder grote variatie in hun klinische toestand.

De theoretische waarde van vitamine C als therapie voor patiënten met COVID-19 is gebaseerd op een studie uit 2017 die een aanzienlijke vermindering van sterfgevallen aantoonde bij patiënten met sepsis die een grote hoeveelheid vitamine C kregen toegediend in combinatie met corticosteroïden en thiamine.

In 2019 bleek dat patiënten met acute respiratory distress syndrome (ARDS) verbetering vonden bij een behandeling met een hoge concentratie vitamine C.

China verwacht een studie met betrekking tot deze vitamine en de COVID-19, zouden de resultaten klaar zijn met september 2020.

## 91. Beheer van sociale en individuele stress

De pandemie van COVID-19 heeft wijdverbreide angst veroorzaakt bij samenlevingen in vrijwel elk land ter wereld, vooral bij die met het grootste aantal infecties en sterfgevallen, zoals China, Italië, Spanje, Frankrijk en de Verenigde Staten.

Sociale isolatie en beperkingen op individuele mobiliteit tijdens de pandemie hebben ook bijgedragen tot het verhogen van de stress bij bevolkingsgroepen en individuen.

De grootste zorg van de bevolking is het economische probleem als gevolg van de sluiting van duizenden bedrijven en activiteiten waarvan veel gezinnen afhankelijk zijn.

Ook het veranderen van dagelijkse routines en de angst om de ziekte op te lopen veroorzaken een grote emotionele lading bij mensen.

Daarbij komt nog de onzekerheid over de duur van de pandemie en welke blijvende of blijvende veranderingen deze in de samenleving zal achterlaten als deze ten einde is. Ook bijdraagt aan collectieve stress is de overvloed aan informatie, vaak verwarrend of tegenstrijdig, over deze pandemie, in sociale netwerken en de media.

In dit verband heeft de WHO regeringen en de media aanbevolen om te werken aan campagnes om de bevolking te begeleiden bij het emotionele beheer van quarantaine.

Dit omvat het bevorderen van zelfzorgmaatregelen zoals voldoende slapen, thuis sporten of fysieke activiteit doen die de spanning wegneemt en de stemming verbetert. Gezond eten en het vermijden van overtollige suiker, koffie en zout worden ook aangemoedigd.

Campagnes ook call te voorkomen drugs, alcohol en snuif, omdat deze toename de kwetsbaarheid van het lichaam l aan COVID -19.

Een belangrijke maatregel is om de blootstelling aan internet en tv te verminderen, evenals aan sociale netwerken die valse informatie over de pandemie blootleggen.

## 92. Natuurlijke en traditionele behandelingen

Als onderdeel van de strijd tegen de COVID -19, Chinese autoriteiten mag het gebruik van sommige traditionele behandelingen in matige en ernstige patiënten, met goede resultaten.

Het farmaceutische bedrijf Shijiashazhuang Yiling heeft een medicijn in capsules gepatenteerd genaamd Lianhua Qingwen (LHQW), gebaseerd op de Traditionele Chinese Geneeskunde (MTC), dat, in combinatie met westerse medicijnen, goede resultaten opleverde door de intensiteit van de symptomen te verminderen.

Dit medicijn was al met succes getest tijdens de SARS-pandemie van 2003, die in China verscheen en zich naar ongeveer 24 landen verspreidde.

Klinische onderzoeken geven aan dat LHQW ademhalingssymptomen zoals droge hoest, hoest met slijm en ademnood verlicht. Het helpt ook om de duur van koorts en de intensiteit van kortademigheid te verminderen. Het wordt momenteel gebruikt in Chinese klinieken en ziekenhuizen bij matige en ernstige COVID- 19 patiënten.

Na de Chinese ervaring hebben landen als Italië, Venezuela en Ecuador begin april 2020 toestemming gegeven voor het gebruik van dit geneesmiddel bij patiënten met COVID -19.

Het had eerder toestemming van de regeringen van Roemenië, Macao, Thailand, Canada, Mozambique, Indonesië en Brazilië, waarvan sommige het gebruikten bij de SARS-epidemie van 2003.

Een ander traditioneel geneesmiddel dat wordt gebruikt in de strijd tegen de COVID -19 is een koken basis 20 planten gebruikt in China als een detoxifier en schoonmaken van de longen, de zogenaamde "Qing Fei Jie Du Tang". Deze keuken bevat zowel oosterse planten als mandarijn, amandel, ephedra, gember en koriander.

Het General Office van de National Health Committee en het Office of the State Administration of Traditional Chinese Medicine bevelen dit koken aan aan ziekenhuizen die voor patiënten met COVID -19 zorgen.

# Deel IX. Individuele en collectieve voorzorg

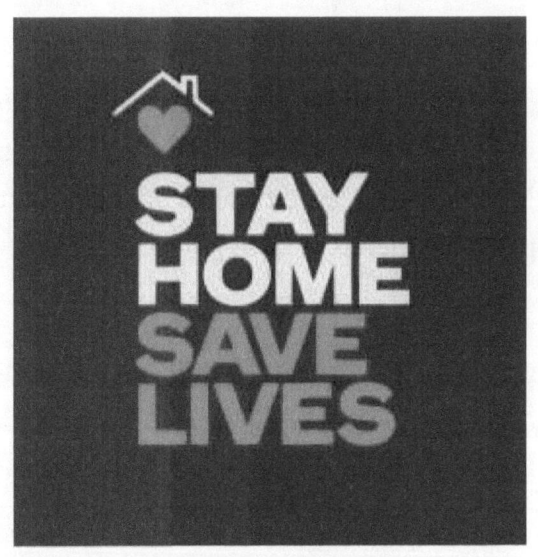

## 93. Weerzorg

Er is tot dusver geen duidelijke relatie gevonden tussen het klimaat en de besmettingscapaciteit van 1 tot COVID-19. Verschillende onderzoeken geven aan dat SARS-CoV-2 gemakkelijk bestand is tegen omgevingstemperaturen van 38 °C en andere geven aan dat het twee uur kan overleven bij temperaturen tot 60 °C.

Waar er een relatie lijkt te zijn, is de mate van blootstelling aan zonlicht, wat gunstig is voor degenen die in tropische gebieden leven tegen besmetting.

In dit verband heeft de WHO aangegeven dat de zorg voor patiënten met COVID-19 en de algemene bevolking met betrekking tot het klimaat dezelfde is als die voor andere ziekten zoals influenza en influenza.

Degenen die in een koud klimaat leven, moeten proberen te allen tijde warm te blijven en zichzelf niet uit voorzorg blootstellen aan extreem koude of ijzige baden.

Van hun kant wordt degenen die in tropische klimaten leven of in gebieden met hoge zomertemperaturen aanbevolen om constante hydratatie te behouden en ervoor te zorgen dat ze zichzelf niet te veel blootstellen aan de zon.

## 94. Gebruik en type maskers

De maskers of gelaatsschermen die in het kader van de COVID -19- pandemie worden gebruikt, moeten twee hoofdfuncties vervullen: het beschermen van gezondheidspersoneel dat zorgt voor mogelijk geïnfecteerde of bevestigde geïnfecteerde personen en het beschermen van gezonde mensen in hun normale werk- of thuisomgeving.

Het merendeel van de bevolking moet chirurgische maskers dragen wanneer ze naar buiten gaan, het openbaar vervoer gebruiken of activiteiten ondernemen buiten op plaatsen waar drukte of aanwezigheid van andere mensen is.

Chirurgische maskers zijn zogenaamde gezichtsmaskers die door artsen en verpleegkundigen worden gebruikt bij operaties en andere gezondheidsactiviteiten. Ze filteren de ingeademde lucht niet, dus ze kunnen niet voorkomen dat door geïnfecteerde mensen uitgestoten neusdruppels binnendringen. Ze kunnen echter wel beschermen tegen bloedspatten, slijm en andere vloeistoffen van deze mensen.

Bovendien, wanneer een COVID -19- patiënt een masker draagt, wordt het aantal druppeltjes dat de lucht in gaat wanneer hij ademt of hoest, sterk verminderd.

Om deze reden en omdat veel mensen besmet kunnen zijn en nog geen symptomen vertonen, is het belangrijk dat iedereen chirurgische maskers draagt wanneer ze de straat op gaan of contact hebben met andere mensen thuis of op het werk.

Een ander type masker dat erg nuttig is bij de COVID -19-pandemie is het filtertype, dat een filter bevat dat vloeibare of vaste microdeeltjes in de lucht kan afsluiten. Ze worden in verschillende typen vervaardigd en worden geclassificeerd op basis van de grootte van de deeltjes die kunnen worden gefilterd. De filterefficiëntie van inkomende deeltjes varieert van 78% (FFPP1) tot 98% (FFP3).

Deze filters hebben ook een hoge capaciteit voor het filteren van uitgaande deeltjes bij het ademen en hoesten, met lekpercentages van 22% in FFP1-maskers tot slechts 2% in FFP3-type maskers.

Filtermaskers van categorie FFP2 en FFP3 worden als de meest efficiënte beschouwd om infectie met COVID -19 te voorkomen. Momenteel is een van de meest gebruikte maskers ter wereld het type N95, met filter en uitlaatklep om condensatie te voorkomen.

Aangezien het SARS-CoV-2-coronavirus echter tot 120 micron groot kan zijn, bevelen sommige experts de P100- en P200-modellen aan, die microdeeltjes zo laag als 80 micron kunnen filteren.

## 95. Handwas

Handwas is een van de aanbevelingen die de WHO en gezondheidsinstanties in de landen met het hoogste aantal besmette COVID- 19 met de grootste nadruk hebben gedaan.

Deze praktijk is vooral belangrijk omdat is gebleken dat het SAR-CoV-2-coronavirus vele uren kan bestaan op de meeste materialen voor massaal gebruik in steden, zoals glas, aluminium, staal, stoffen, papier, leer en latex.

Om besmetting te voorkomen door mogelijk geïnfecteerde oppervlakken aan te raken door contact met lichaamsvloeistoffen van een persoon die besmet is met COVID -19, wordt aanbevolen uw handen meerdere keren per dag te wassen met veel zeep en warm water.

Het is belangrijk om alle ruimtes tussen de vingers, onder de nagels en de achterkant van de handen minimaal 30 seconden te wrijven en met veel water af te spoelen. Ze moeten ook worden gedroogd met een schone handdoek voor eenmalig gebruik of een wegwerpdoekje.

Handwas moet ook worden gedaan na het snuiten van je neus, niezen of hoesten, en elke keer dat je terugkeert van de straat, met het openbaar vervoer of een openbare verzamelplaats zoals markten en kerken.

Het wordt ook aanbevolen om dit te doen als er met geld is geknoeid.

Degenen die voor een patiënt met COVID-19 zorgen of waarvan vermoed wordt dat ze geïnfecteerd zijn, moeten uiterst voorzichtig zijn bij het wassen van de handen en het dragen van maskers en handschoenen.

## 96. Alcohol en antibacterieel

Alcohol met een concentratie van 60% of hoger is effectief gebleken in het vernietigen van het coronavirus waardoor I tot COVID-19 komt.

In dit verband beveelt de WHO aan om objecten en oppervlakken waarmee mensen het meeste contact hebben in woningen en openbare ruimtes te desinfecteren met geconcentreerde alcohol.

Voor het desinfecteren van oppervlakken zoals straten, muren, voertuigen en grote stedelijke gebieden, wordt aanbevolen om een oplossing op basis van natriumhypochloriet of een antibacterieel desinfectiemiddel voor industrieel gebruik te gebruiken.

Wat betreft het gebruik van antibacteriële gel, zijn de Centers for Disease Control of the United States en de gezondheidsorganen van de Europese Unie het erover eens dat deze alleen nuttig zijn als maatregel voor tijdelijke desinfectie wanneer u uw handen niet kunt wassen met water en zeep.

Dit is een situatie die vaak voorkomt in delen van de planeet waar de drinkwatervoorziening onregelmatig is of niet bestaat. In dit geval wordt aanbevolen om antibacteriële gel te gebruiken met een geconcentreerde alcoholbasis van minimaal 60 tot 70%.

Is Recom i enda gel overvloedig wordt toegepast in de handpalmen en gewreven gedurende 20 seconden op zijn minst, in een poging om de gel te verspreiden tussen de vingers, onder de nagels en op de rug van de hand.

## 97. Levensstijl, lichaamsbeweging en geestelijke gezondheid

Het handhaven van een gezonde levensstijl helpt het lichaam om fit te blijven en verhoogt dus de mogelijkheid om virale infectie te weerstaan, zoals de COVID -19. In de context van quarantaine die in veel landen wordt toegepast, hebben miljoenen mensen dagenlang thuis moeten blijven, waardoor hun dagelijkse activiteit en verveling en andere vormen van stress als gevolg van de verandering in de normale routine zijn verminderd.

Tijdens quarantaine is het belangrijk om het schema te verdelen om een bepaalde activiteit te behouden waarmee u de geest kunt afleiden en het lichaam in vorm kunt houden.

Boeken lezen, talen leren, series en films kijken of een nieuwe hobby proberen te leren zijn enkele van de aanbevelingen van psychologen en gedragsdeskundigen aan mensen die in quarantaine zijn geplaatst.

Evenzo wordt aanbevolen om een volledig dieet te volgen en een bepaalde oefening uit te voeren. Het is belangrijk om te voorkomen dat u in een overmatige consumptie van vetten en suikers terechtkomt, wat in combinatie met een zittende levensstijl ernstige gevolgen kan hebben, zoals veranderingen in de bloedglucose.

Het naast elkaar bestaan van een gezin kan worden aangetast door een lang isolement, dus het wordt aanbevolen om gedeelde activiteiten zoals spelletjes te doen, het huis schoon te maken of een soort hobby te beoefenen onder verschillende, om conflicten in deze periode te voorkomen.

## 98. Ventilatie van huizen en kamers

Ventilatie van huizen en ruimtes waar mensen besmet zijn met COVID -19 is essentieel om de concentratie van het virus in de lucht te voorkomen.

De kamer van de patiënt moet continu worden geventileerd of minimaal 4 keer per dag worden geventileerd, zoals aanbevolen door de Amerikaanse Centers for Disease Control.

De Amerikaanse Environmental Protection Agency (EPA) heeft erop gewezen dat in een huis dat naar buiten is gesloten, zoals het geval is in de meest intense winters en zomers, de concentratie van vervuilende elementen kan oplopen tot 100 keer die van de buitenlucht.

Deze verontreinigende stoffen zijn onder meer rook uit kachels en ovens, koolmonoxide geproduceerd door gasfornuizen en kachels, en andere zoals stikstofoxide en zwavel.

Andere elementen die worden verwijderd met voldoende ventilatie zijn schimmel, overtollig vocht, haren van huisdieren, oliedeeltjes en gekookt voedsel en stof.

Om deze reden wordt ventilatie van huizen en patiëntenkamers met COVID -19 aanbevolen om de belasting van verontreinigende stoffen in de lucht te verminderen die hoest of ademnood bij deze patiënten kunnen verergeren. Bovendien voorkomt frequente ventilatie van deze ruimtes karakteristieke symptomen van accumulatie van kooldioxide, zoals hoofdpijn en een afname van de stofwisseling.

## 99. Bejaardentehuizen en gehandicapten

Een van de belangrijkste volksgezondheidsproblemen die de COVID -19- pandemie heeft veroorzaakt, is het grote aantal sterfgevallen onder ouderen in verpleeghuizen.

In landen als Groot-Brittannië en Spanje groeit het aantal overleden ouderen in deze huizen met de dag en in veel gevallen is ontdekt dat zorgverleners hen midden in quarantaine hebben gelaten.

Mensen ouder dan 60 jaar zijn de meest waarschijnlijke groep om complicaties te ontwikkelen als gevolg van een COVID -19- infectie, dus het is dringend geboden om hen de grootst mogelijke bescherming te bieden. Dit omvat het leveren van maskers in voldoende hoeveelheden en het beperken van bezoeken door familie en vrienden, om de blootstelling aan het coronavirus te verminderen.

Het is ook belangrijk om follow-up te geven aan mensen met onderliggende medische aandoeningen zoals diabetes, hypertensie, ademhalingsfalen of hartfalen.

Van hun kant worden mensen met een handicap geconfronteerd met verschillende uitdagingen te midden van de pandemie. Mensen met een verstandelijke beperking hebben vaak moeite om te communiceren wanneer ze zich ziek voelen of om hun symptomen aan het medisch personeel uit te leggen.

Ze kunnen hun problemen ook verergeren door de angst veroorzaakt door de pandemie, het sociale isolement en de verandering in hun dagelijkse gewoonten.

De beperking om te mobiliseren, het product van de in veel landen opgelegde sociale quarantaines, kan de continuïteit van hun behandelingen en therapieën rechtstreeks in gevaar brengen.

Van hun kant lopen lichamelijk gehandicapten dezelfde risico's als de rest van de bevolking bij een COVID -19- infectie, behalve in gevallen waarin er complicaties zijn die hun nier-, lever-, cardiovasculaire of ademhalingssystemen aantasten.

Gezondheidsinstanties moeten ervoor zorgen dat deze mensen toegang hebben tot de therapieën en behandelingen die ze nodig hebben en hun gezondheidsstatus nauwlettend volgen in afwachting van tekenen dat ze besmet zijn met COVID -19.

## 100. Markten en supermarkten

Te midden van de sociale quarantaine die wereldwijd door de pandemie van COVID -19 is ingevoerd, zijn markten en voedseldistributiecentra blijven functioneren als een prioritaire sector voor de bevolking.

Het risico op besmetting op deze plaatsen neemt toe naarmate de aanwezigheid van een groter aantal mensen dicht bij elkaar is toegestaan.

Om deze reden heeft de WHO protocollen opgesteld die adviseren dat slechts een beperkt aantal mensen deze winkels tegelijk binnengaan, op een afstand van minimaal 2 meter van elkaar en altijd met een masker en handschoenen op.

Markten en supermarkten zijn regelmatig plaatsen waar de teelt van bacteriën en ziekteverwekkers wordt bevorderd door het grote aantal biologische en bederfelijke producten dat daar wordt verkocht.

In het kader van de pandemie hebben lokale, regionale en nationale gezondheidsinstanties de opdracht gekregen om deze regelmatig te desinfecteren met oplossingen op basis van natriumhypochloriet en alcohol met een hoge concentratie.

Er moet ook worden gezorgd voor continue desinfectie van oppervlakken zoals balies, koelkastdeuren, dozen, planken en elk item of meubilair dat op elk moment door het publiek kan worden aangeraakt.

Markten en supermarkten moeten om redenen van collectief belang een thuisbezorgdienst invoeren om de voedselvoorziening aan de bevolking te verzekeren zonder hen bloot te stellen aan mogelijke besmetting.

## 101. Restaurants en eetzalen

Afhankelijk van het land worden restaurants, kantines en bedrijven die maaltijden bereiden, al dan niet beschouwd als een van de prioritaire sectoren die kunnen blijven opereren temidden van de quarantaine van de COVID -19- pandemie.

In de meeste landen zijn echter beperkingen opgelegd aan de exploitatie van deze locaties, aangezien zij de congregatie van een aantal publiek begunstigen dat in veel gevallen meer dan 15 mensen tegelijk kan overschrijden.

Een zoals in het geval van de supermarkten en supermarkten, in veel landen hebben de autoriteiten restaurants aangespoord om uit te voeren levering aan huis diensten, als een manier om te voorkomen dat mensen worden blootgesteld aan l te COVID -19.

## 102. Bioscopen en theaters

De exploitatie van bioscopen, theaters en plaatsen voor massa-amusement moet volledig worden verboden in het kader van de strijd tegen de COVID -19- pandemie. Deze plaatsen concentreren grote aantallen mensen in een kleine ruimte, wat besmetting bevordert.

In vrijwel alle landen die quarantaine hebben geïmplementeerd als gevolg van l naar COVID -19 regelgeving zij zijn afgegeven bestellen van de sluiting van dit soort entertainment sites.

De WHO heeft benadrukt dat elke uitgaanssite waar het publiek druk is, een potentieel risico is op verspreiding van het SARS-CoV-2-coronavirus.

Daarom heeft hij de oproep aan de autoriteiten beklemtoond om hun voortzetting van de operatie niet te steunen tot het einde van de pandemie.

## 103. Liften en trappen

Het wordt aanbevolen om het gebruik van liften tijdens de COVID-19-pandemie te vermijden, omdat het kleineruimtes zijn waar een aanzienlijke virale belasting kan worden geconcentreerd als deze wordt gebruikt door een zieke die niet goed is beschermd met een masker en handschoenen.

Hoewel de liften ventilatiesystemen hebben, is in de overgrote meerderheid van de gevallen de luchtstroom die ze produceren onvoldoende om de frisse lucht snel te vernieuwen.

Op deze manier kunnen de druppels die een patiënt afgeeft tijdens het ademen of hoesten gedurende een lange tijd in de liften worden opgehangen.

Het toetsenbord of bedieningspaneel van een lift is een andere mogelijke infectiebron als het wordt gebruikt door een zieke wiens handen besmet zijn met het virus.

In gebouwen waar het gebruik ervan onvermijdelijk is, beveelt de WHO aan om het aantal passagiers aan boord van liften te beperken tot een afstand van 1 meter om elkaar te houden.

Het wordt ook aanbevolen om uw interne oppervlakken, met name de bedieningspanelen en belknoppen op elke verdieping, meerdere keren per dag te desinfecteren met oplossingen op basis van geconcentreerde alcohol.

In het geval van ladders, zowel handmatig als mechanisch, is de prioriteit om de leuningen zo vaak mogelijk te desinfecteren en een afstand van 2 meter tussen de ene gebruiker en de andere te bewaren.

## 104. Openbaar en particulier vervoer

Openbaar vervoer is een van de systemen die de meeste aandacht van de gezondheidsautoriteiten vereist, omdat het door een groot aantal mensen tegelijkertijd wordt gebruikt.

Op plaatsen waar totale quarantaine is verklaard, is het openbaar vervoer tijdelijk opgeschort, inclusief intercitytreinen, metro's, bussen en taxidiensten. In steden die het gebruik van bussen en metro's nog niet beperken, hebben gezondheidsautoriteiten aanbevolen om het aantal passagiers per auto of eenheid te verminderen, om voldoende persoonlijke scheiding te behouden.

Het is ook aanbevolen om desinfectiesystemen te implementeren voor wagons, bussen, taxi's en elk ander voertuig dat wordt gebruikt als massa transportmiddel.

Het gebruik van privévervoer blijft op zijn beurt een veilige manier om zich in het midden van de pandemie te verplaatsen, zolang het gebruik ervan niet in strijd is met de beperkingen van de doorvoer van mensen en voertuigen tijdens de quarantaine.

## 105. Vluchten en luchthavens

Luchtvervoer bleek aan de hoofdroute van de verspreiding van zijn l aan COVID -19 van China naar de rest van de wereld.

Na de eerste COVID -19- uitbraak in Wuhan, China, tussen eind december 2019 en januari 2020, verwierpen veel landen de eerste aanbevelingen van wetenschappers en onderzoekers om vluchten van en naar China te beperken of op te schorten. Dit moedigde duizenden mensen aan, zowel gezond als besmet met of zonder symptomen, om van het ene continent naar het andere te reizen.

De eerste gevallen buiten China, in Zuid-Korea, Japan, Italië en andere landen, waren over het algemeen van mensen die naar Wuhan waren gereisd en met het vliegtuig waren teruggekeerd. Het eerste geval in de Verenigde Staten was ook van een persoon die vanuit de lucht was teruggekeerd uit China.

Luchthavens zijn misschien wel het grootste gezondheidsprobleem geconfronteerd met regeringen om de komst van de te bewaken l te COVID -19 tot hun grondgebied, zoals het geval was met de vorige pandemieën zoals H1N1 en SARS. In deze voorzieningen komen grote aantallen mensen urenlang samen in gesloten ruimtes, wat een permanente bron van besmetting is.

Momenteel handhaven de meeste landen in Europa, Latijns-Amerika en de Verenigde Staten de sluiting van internationale vluchten, met uitzondering van die gericht op het repatriëren van gestrande burgers in andere landen.

Als u om de een of andere reden een vlucht moet nemen, is het belangrijk om beschermende uitrusting te dragen, zoals een masker, gelaatsscherm, handschoenen en een beschermend pak, evenals om de lichaamstemperatuur en vitale functies te controleren.

Bovendien moeten op luchthavens die operaties uitvoeren voor de repatriëring van onderdanen of het vervoer van medicijnen en vracht, snelle tests worden uitgevoerd op de bemanning en passagiers van het vliegtuig en moeten de quarantainegebieden van reizigers die door de sluiting van de grenzen zijn gestrand, worden vastgesteld.

## 106. Havens en cruises

Toerismecruises vormen om verschillende redenen een hoog risico op besmetting door virale en bacteriële ziekten. Toegevoegd aan de enorme concentratie van passagiers, zelfs duizenden in sommige moderne schepen, is het feit dat het interieur een soort gesloten ecosysteem is waar de lucht die mogelijk besmet is met virussen en pathogenen, recirculeert door tientallen hutten, kamers en dekken voordat van buiten wordt gerenoveerd.

In het kader van de COVID -19- pandemie werdenverschillende gevallen van luxe cruises gemeld in Azië, Europa en de Verenigde Staten, waar de aanwezigheid van geïnfecteerde passagiers werd gemeld, veelal na een bezoek aan China en andere Aziatische landen.

In de meeste gevallen konden passagiers niet uitstappen voor medische hulp vanwege de weigering van verschillende regeringen om deze schepen in hun havens te laten aanmeren. Dit leidde tot de dood van veel van de zieke passagiers, vooral de oudere.

Cruisevervoer is momenteel praktisch verboden om gezondheidsredenen en in het licht van de ervaring die is opgedaan bij het begin van de pandemie. De laad- en loshavens zijn vanuit epidemiologisch oogpunt ook zenuwcentra.

Tijdens het hoogtepunt van de besmettingsketen in China werden alle toeristische en commerciële havenactiviteiten gesloten en werden ze slechts beperkt heropend aangezien het aantal nieuwe zaken medio april afnam.

Veel importafhankelijke ontwikkelingslanden kunnen dit soort havensluitingsmaatregelen echter niet nemen, omdat dit hun enige toegangsroute is voor voedsel en basisproducten.

In deze gevallen heeft de WHO aanbevolen de sanitaire douane in te voeren voor de inspectie van bemanningen en de desinfectie van uitrusting en vracht die aan boord van schepen aankomt.

Mensen die per schip moeten reizen, ondergaan een strenge screening voordat ze aan boord gaan en moeten bij aankomst een quarantaineperiode doorlopen.

## 107. Scholen en universiteiten

De onderwijssector is een ander speerpunt in de gezondheidspreventie van de COVID-19, dus praktisch half maart alle landen in de wereld had de opschorting van de klassen bevolen van kleuterschool tot universiteit.

De WHO heeft het belang hiervan benadrukt, want hoewel volwassenen ouder dan 60 jaar meer risico lopen op complicaties als gevolg van COVID -19, hebben jongeren dezelfde mogelijkheid om besmet te raken als een oudere volwassene.

Bovendien zijn er sterfgevallen van jongeren van enkele maanden tot 18 jaar gemeld en veel van de geïnfecteerden lopen uiteen van 25 tot 49 jaar.

Door de beschikbaarheid van internet en elektronische bronnen voor informatiebeheer kan het onderwijs van kinderen en jongeren thuis worden voortgezet, via virtuele lessen en online leren.

In het kader van de pandemie van COVID -19 hebben meer dan 130 landen een schorsing van persoonlijke lessen ingevoerd en de voortzetting ervan via virtuele klaslokalen of elektronisch.

Op deze manier wordt de continuïteit en voltooiing van de reguliere periodes van het basis- en secundair onderwijs gegarandeerd, evenals de doorstroom van undergraduate en postdoctorale universitaire cursussen.

In die zin heeft de WHO aanbevolen dat landen die nog geen online lessen implementeren, op zoek gaan naar alternatieven waarmee het onderwijs van kinderen en jongeren thuis kan worden voortgezet en wordt voorkomen dat ze worden blootgesteld aan enorme besmetting als ze tijdens de pandemie.

# Deel X. Samenvatting van feiten en klinische controverses

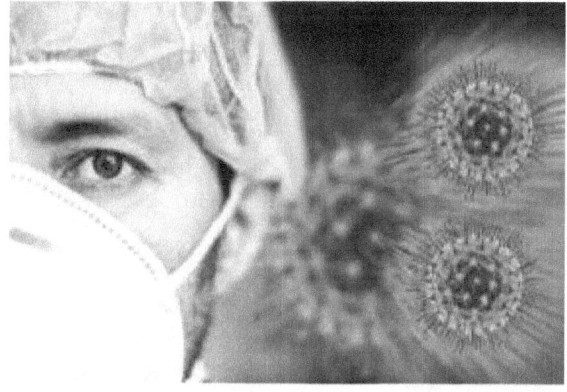

In dit laatste deel van het tweede deel van het boek is de auteur toegewijd aan het verduidelijken van enkele controversiële punten over klinische evolutie, diagnose, behandeling en preventiemaatregelen, als aanvulling op alle informatie die al is onthuld.

Het boek sluit af met een visie op de mogelijke vooruitzichten voor de toekomst van de wereld na beheersing van de SARS-CoV-2-infectie en de COVID -19- ziekte.

## 108. Uitleg over COVID -19

**Handwas met zeep, natriumhypochloriet en antiseptische alcohol verwijdert het virus.**

Deze drie methoden zijn effectief bij het verwijderen van het virus, zolang ze maar goed worden toegepast. In het geval van handen moet het wassen minstens 30 seconden duren, waarbij de rug en de ruimtes tussen de vingers goed worden gewreven.

Natriumhypochloriet is erg nuttig om potentieel besmette oppervlakken te steriliseren door contact met een geïnfecteerde persoon. In het geval van antiseptische alcohol is het alleen effectief als de concentratie hoger is dan 60%, het kan het virus na 1 minuut inactiveren.

**Quarantaine, de afstand liggen sociale en het dragen van maskers voorkomen dat je besmet.**

COVID -19- infectie treedt op wanneer de neusdruppels die door een patiënt worden uitgestoten tijdens hoesten, ademen of niezen de slijmvliezen (neus, mond, bindvlies) van een gezond persoon bereiken.

Hoewel ze eenvoudig lijken, zijn deze drie maatregelen samen zeer nuttig om de kans op besmetting te verminderen door de transmissiecyclus van persoon tot persoon van SARS-CoV-2 te verkorten.

Het meest bruikbare van de maskers is dat ze een groot deel van de druppeltjes stoppen met virale belasting die wordt uitgestoten door geïnfecteerde mensen, ongeacht of ze al dan niet symptomen van COVID-19 hebben. De sociale afstand en quarantaine in vermoedelijke gevallen helpen met name de verspreiding van infecties tussen groepen mensen te vertragen, wat erg belangrijk is in bevolkte centra en grote steden.

**Degenen die zonder symptomen zijn geïnfecteerd, kunnen SARS-CoV-2 overdragen.**

Een klein percentage van de met SARS-CoV-2 geïnfecteerde mensen ontwikkelt of duurt niet langer om zichtbare symptomen van de ziekte te vertonen. Ze kunnen zich echter verspreiden naar andere mensen in de buurt via ademhalingsdruppeltjes die de geïnfecteerde uitdrijft bij spreken, ademen of niezen.

Sommige onderzoeken hebben geconcludeerd dat een geïnfecteerde persoon de ziekte tussen 2 en 5 dagen op anderen kan overdragen voordat er symptomen optreden. Bovendien werd vastgesteld dat de viralebelasting van deze asymptomatische patiënten vergelijkbaar is met die van patiënten met milde of matige symptomen.

**Het is een simpele griep die ouderen met een lage afweer aanvalt.**

Statistieken verzameld in China en Spanje, landen die zwaar getroffen zijn door de pandemie, geven aan dat het hoogste aantal geïnfecteerden zich bevond in de leeftijdscategorie tussen 20 en 79 jaar, met een zeer laag infectiepercentage onder de 0 tot 19 jaar. Daarom wordt aangenomen dat SARS-CoV-2 mensen van elke leeftijd kan infecteren, zelfs als ze in goede gezondheid verkeren en hun immuunsysteem naar behoren werkt.

**Alleen oudere mensen en mensen met eerdere medische aandoeningen worden gecompliceerd en sterven.**

Statistieken die door de WHO worden beheerd, geven aan dat het hoogste aantal complicaties en sterfte als gevolg van COVID-19 optreedt bij de groep mensen ouder dan 60 jaar of met onderliggende ziekten zoals diabetes, hypertensie of hart- en vaatziekten. Deze sterfte is echter niet exclusief beperkt tot deze groep, aangezien er ook een groot percentage is van degenen die besmet zijn met leeftijden tussen 20 en 59 jaar.

**Gezonde kinderen en jongeren zijn minder vatbaar voor de ziekte van COVID -19.**

Hoewel statistieken van gemelde gevallen wereldwijd wijzen op een lagere incidentie van de ziekte bij kinderen van 0 tot 10 jaar, betekent dit niet dat ze minder kwetsbaar zijn voor infectie of complicaties kunnen ontwikkelen.

De kans op besmetting is gelijk aan alle leeftijden, ongeacht of er al dan niet eerdere medische aandoeningen zijn. In veel landen worden kinderen met ademhalingssymptomen niet getest, wat van invloed kan zijn op de COVID -19-statistieken voor die groep.

Momenteel lopen er verschillende onderzoeken om vast te stellen of er al dan niet een bepaald soort natuurlijk mechanisme is dat beter bestand is tegen jonge organismen bij volwassenen en oudere volwassenen tegen celinvasie door SARS-CoV-2.

**Verschil tussen beschermende inflammatoire en hyperinflammatoire respons.**

Als eerste reactie op een infectie of verwonding activeert het lichaam een inflammatoir immuunmechanisme dat pathogenen helpt afstoten en weefsels herstelt.

In het geval van met COVID -19 geïnfecteerde patiënten die milde of matige symptomen ontwikkelen, is er een soort ontsteking aanwezig in de longweefsels, die als eerste worden aangevallen door het SARS-CoV-2-coronavirus. Deze ontsteking is bedoeld om het lichaam te beschermen tegen de voortgang van deze infectie.

In vele gevallen echter de COVID-19 extremeontstekingsreactie veroorzaakt nagenoeg vult de longen met vloeistof op zijn beurt multiorgaanfalen of overlijden.

Deze reactie is vergelijkbaar met wat er gebeurt bij patiënten met vergevorderde auto-immuunziekten of die lijden aan ernstige infecties.

Patiënten met COVID-19 kunnen in zeer korte tijd overgaan van symptomen die lijken op een normaal viraal beeld naar een extreem ontstekingsproces. Naast de longen worden ook andere organen zoals het hart beïnvloed door dit hyperinflammatoire proces.

Het gebruik van sommige medicijnen voor de behandeling van reumatoïde artritis, zoals tocilizumab, heeft goede resultaten opgeleverd bij ernstig zieke patiënten die een ernstig ontstekingsproces op gang brachten.

In de meeste gevallen werd vermeden om ze te moeten intuberen nadat de longfunctie genormaliseerd was met het gebruik van dit medicijn.

**Cytokine-storm en hemofagocytische lymfohistiocytose.**

De COVID-19 oorzaken ernstige patiënten een immuunrespons overdreven en ongecontroleerd genaamd "cytokine storm". In zijn strijd tegen het infectieuze agens vernietigt het immuunsysteem de cellen van het longepitheel, waardoor de longen ontstoken raken en zich vullen met vocht en slijm. Dit veroorzaakt op zijn beurt ademhalingsfalen of sepsis die dodelijk kan zijn.

Aangenomen wordt dat de cytokinestorm verantwoordelijk was voor vele sterfgevallen tijdens de Spaanse grieppandemieën en SARS in 2003 in 1918. De autopsie van sommigen die stierven aan COVID-19 toonde aan dat ze leden aan een hyperinflammatoir syndroom dat bekend staat als secundaire hemofagocytische lymfohistiocytose (SHLH). SLHS kan optreden bij volwassenen die zijn getroffen door virale infecties, die lijden aan fulminante hypercytokinemie, evenals falen van meerdere organen tegelijk, waaronder de longen, met fatale gevolgen.

**Renine-as angiotensine-aldosteron: RCT versus ECAII.**

De renine-angiotensine-aldosteron-as (RAAS) is een cascade van vasoactieve peptiden die deelnemen aan belangrijke fysiologische processen.

SARS-CoV-2 komt longepitheelcellen binnen met het angiotensine-converterend enzym 2 (ECAII) als receptor.

Het ECAII-enzym neemt fysiologisch deel aan de functievan RAAS, maar functioneert ook als receptor voor coronavirus. In feite, wordt ervan uitgegaan dat het ontbreken van ECAII receptoren bij gezonde jonge kinderen en zou kunnen verklaren waarom de COVID -19 lijkt niet te beïnvloeden hen zo veel als de oudere leeftijdsgroepen.

Sommige deskundigen hebben vraagtekens gezet bij de raadzaamheid om door te gaan met het toedienen van hypertensieve geneesmiddelen, die als remmers van de RAAS-as werken, aan patiënten met COVID -19.

De mening is dat het niet duidelijk is hoe RAAS-blokkers de ECAII-niveaus en -activiteit beïnvloeden en daarom zou, in plaats van de weerstand van de patiënt tegen infectie te verbeteren, het tegenovergestelde effect kunnen worden bereikt.

Andere auteurs zijn echter van mening dat het verwijderen van deze blokkers de gezondheid van patiënten met COVID -19 in gevaar kan brengen met eerdere complicaties zoals hartfalen, myocardinfarct en andere chronische hartaandoeningen.

**Helpt het om behandelingen voor hypertensie, diabetes en reumatoïde artritis te stoppen?**

Bij patiënten met diabetes en hypertensie kan COVID -19 ernstige onevenwichtigheden veroorzaken die levensbedreigend zijn, daarom is het niet raadzaam om de behandeling te veranderen of te staken om deze aandoeningen onder controle te houden.

Voor auto-immuunziekten zoals reumatoïde artritis en andere waarvoor behandeling met corticosteroïden nodig is, hebben artsen ontdekt dat sommige medicijnen de ontstekingsreactie van het lichaam op COVID -19- infectie onderbreken.

Dit kan nuttig zijn in ernstige gevallen waarin gevaarlijke longontsteking aanwezig is. In ieder geval hangt het stoppen van deze geneesmiddelen uitsluitend af van de beslissing van de behandelende arts.

**Verlies van geur en smaak als eerste symptoom.**

COVID -19 patiënten over de hele wereld hebben bij het begin van de ziekte bijna volledig verlies van geur en smaak gemeld, zelfs voordat de meest typische symptomen zoals koorts, droge hoest, vermoeidheid en ademhalingsmoeilijkheden verschenen.

Een studie gepubliceerd in april 2020 in Californië, Verenigde Staten, bevestigde dat het verlies van deze zintuigen vaak voorkwam bij 80% van degenen die door COVID -19 werden getroffen. Er werd echter ook gevonden dat patiënten 2 tot 4 weken na infectie weer smaak en geur kregen.

**Handige waarschuwingssignalen voor geïsoleerde minderjarige patiënten bij u thuis om te voorkomen dat u thuis sterft.**

Patiënten met milde aandoeningen die thuis in quarantaine zijn, hebben tijdens de periode van 2-4 weken alleen rust, hydratatie en goede voeding nodig, wat enige tijd kan duren voordat de coronavirusinfectie is verdwenen.

Als echter op elk moment symptomen zoals duizeligheid, blauwe tinten in de nagels en lippen, pijn op de borst en kortademigheid optreden, moet onmiddellijk medische hulp worden ingeroepen, aangezien dit tekenen zijn van mogelijke complicaties in de longen en de bloedsomloop.

**Verschillen in pathogenese, klinische en behandeling tussen de fasen van COVID -19.**

De COVID -19 heeft een aantal belangrijke verschillen ten opzichte van andere ziekten, zoals SARS coronavirus en MERS. De eerste is het zeer hoge besmettingspercentage, dat in contrast staat met het lage sterftecijfer.

Het sterftecijfer door COVID -19 ligt tussen 1,5 en 2,4% van de gevallen, vergeleken met SARS en MERS, met een dodelijk percentage van respectievelijk 11 en 30 procent. Hoewel de eerste symptomen vergelijkbaar zijn (koorts, droge hoest en kortademigheid), omvat COVID -19 ook reuk- en smaakverlies, maagklachten en duizeligheid.

Omdat de meerderheid van de COVID-19-patiënten milde symptomen heeft, kunnen ze thuis rusten, terwijl in SARS en MERS alle getroffenen ernstige symptomen hadden die hun onmiddellijke ziekenhuisopname rechtvaardigden.

**Alle longontstekingen vereisen röntgenfoto's, echografie en tomografie.**

Het protocol voor de zorg voor patiënten met COVID-19 stelt dat ze een röntgenfoto van de borst en eenbloedzuurstofanalyse moeten hebben om te beoordelen of ze risico lopen op ademhalingscomplicaties, zoals longontsteking.

Patiënten met longontsteking moeten radiologische en echografische onderzoeken ondergaan om COVID-19-schade aan de longen te controleren.

Deze studies stellen ons ook in staat om te weten hoeveel longoppervlak is aangetast door de ophoping van slijm en ontsteking van het longepitheel, en om het niveau van evolutie en respons op de toegepaste behandelingen te bepalen.

**Verschil tussen RT-PCR en snelle diagnostische tests voor SARS-CoV2.**

De RT-PCR of "Polymerase Chain Reaction" -test wordt gebruikt om de aanwezigheid van infectie te diagnosticeren door een fragment van het genetische materiaal van de veroorzaker te detecteren, of het nu een virus of een bacterie is.

In het geval van COVID-19 wordt de RT-PCR-test toegepast op monsters die zijn genomen uit de bovenste luchtwegen van de patiënt. Het doel is om een genetisch fragment van SARS-CoV-2 te detecteren, dat wil zeggen een RNA-molecuul dat overeenkomt met dit coronavirus.

De RT-PCR-test heeft enkele uren nodig om het resultaat te laten zien, maar heeft een hoge hit rate.

Van hun kant detecteren snelle diagnostische tests niet de aanwezigheid van het coronavirus dat COVID-19 veroorzaakt, maar detecteren in plaats daarvan de antilichamen die worden geproduceerd door het organisme dat is geïnfecteerd met SARS-CoV-2, via een reactieve en visuele methode gebaseerd in kleuren, vergelijkbaar met zwangerschapstests. Er hoeft slechts één bloedmonster te worden geanalyseerd. Het resultaat wordt in slechts 15 minuten verkregen.

**Procalcitonine als marker voor bacteriële infectie.**

Procalcitonine is een serumpolypeptide dat in geringe hoeveelheden in het bloedplasma aanwezig is, en dat zijn niveau aanzienlijk verhoogt kort na een ernstige systemische bacteriële infectie zoals meningitis, septische shock of sepsis.

In het geval van lokale bacteriële infecties zoals pyelonefritis en longontsteking, stijgt het niveau matig, terwijl het stabiel blijft in gevallen van virale infectie of bacteriële kolonisatie.

Om deze reden wordt procalcitonine (PCT) momenteel beschouwd als de beste marker voor de aanwezigheid van bacteriële infecties, waarbij het aantal leukocyten, C-reactief proteïne of interleukines in effectiviteit wordt overschreden.

**Verschil tussen extrapulmonale symptomen en falen van meerdere organen.**

De aanwezigheid van buikpijn, diarree en braken werd gemeld door veel patiënten met milde tot matige symptomen van COVID-19 tijdens de beginfase van de ziekte.

Een percentage hiervan ontwikkelde geen andere symptomen van COVID-19 zoals koorts, hoest of ademnood, maar ze hielden buikproblemen tijdens hun herstel.

Bij ernstige patiënten waren de belangrijkste problemen die geen verband houden met de longen nierfalen, leverfalen, myocarditis en neurologische problemen als gevolg van hypertensie.

**Ernst- of sterftevoorspellers waarmee geavanceerde medische acties kunnen worden ondernomen.**

Verschillende casestudy's van COVID-19 in China en Europa concluderen dat er een reeks voorspellers van ernst of mortaliteit is bij geïnfecteerde patiënten die door medische teams in overweging moeten worden genomen bij het beslissen over de toe te passen behandeling. Deze omvatten de leeftijd van de patiënt, de aanwezigheid van onderliggende medische aandoeningen of ziekten, het optreden van secundaire infecties en het optreden van verhoogde ontstekingsindicatoren bij bloedonderzoeken.

Andere voorspellers van ernst of mortaliteit zijn leukocytose, verhoging van alanineaminotransferase (ALAT) en lactaatdehydrogenase (LDH), verhoging van de protrombinetijd en verhoging van procalcitonine, serumferritine of interleukinespiegels. Patiënten met hogere SOFA-scores ontwikkelden ook ernstige of dodelijke complicaties.

**Wanneer olse ltamivir en andere antivirale middelen gebruiken?**

Omdat COVID -19 een zelfbeperkende acute ziekte is, krijgen veel patiënten met milde tot gecompliceerde symptomen antivirale behandelingen als strategie om de duur van de symptomen te verkorten en de ernst ervan te verminderen. Dit type strategie is in het verleden met succes toegepast bij ziekten zoals Ebola, Hepatitis B en Ce, HIV en SARS.

Er zijn momenteel meer dan 30 antivirale geneesmiddelen getest om hun effectiviteit tegen COVID -19 te bepalen, maar alle onderzoekers zijn het erover eens dat ze efficiënter zijn als ze worden toegepast wanneer de eerste symptomen optreden.

**Gebruik van ivermectine of nitazoxanide a.**

Ivermectine is met succes gebruikt bij de behandeling van dengue-, Z ika- en influenzavirussen en heeft het voordeel dat het weinig bijwerkingen heeft. Een onderzoek door Australische onderzoekers geeft aan dat dit medicijn, toegepast in culturen van geïnfecteerde cellen, de belasting van SARS-CoV-2 coronavirus aanzienlijk vermindert in slechts 24 uur. Bovendien verdwijnt deze lading binnen 48 uur volledig of stopt de voortplanting.

Er zijn echter geen tests uitgevoerd op met SARS-CoV-2 geïnfecteerde mensen en de dosis die nodig is om een laboratoriumachtig resultaat te bereiken, is nog onbekend. Van haar kant zijn er voorstellen om het antiparasitaire nitazoxanide te gebruiken in milde gevallen van COVID -19. Dit medicijn is al gebruikt met veelbelovende resultaten bij de behandeling van hepatitis C.

**Gebruik van azithromycine, chloroquine en hydroxychloroquine.**

Chloroquine is een geneesmiddel dat wordt gebruikt bij de behandeling van malaria en auto-immuunziekten zoals lupus of reumatoïde artritis, dat een antiviraal effect lijkt te hebben tegen SARS-CoV-2 omdat het de pH van cellulaire lysosomen verandert, waarbij het virus zich vermenigvuldigt. Het heeft ook ontstekingsremmende effecten die de kans op longschade door de cytokinestorm verminderen.

Hydroxychloroquine is een op chloroquine gebaseerd medicijn maar met enkele chemische verschillen. Het gebruik ervan is echter niet goedgekeurd door de WHO, hoewel de Amerikaanse regering het eind maart 2020 heeft goedgekeurd in het kader van een decreet inzake gezondheidsnoodsituaties.

Beide medicijnen kunnen bijwerkingen veroorzaken zoals hoofdpijn, verlies van eetlust, braken en huiduitslag, en in combinatie met azitromycine kunnen hartritmestoornissen veroorzaken.

**Bruikbaarheid van vers plasma of immunoglobulinen van herstelde patiënten.**

Er worden momenteel onderzoeken uitgevoerd om te bepalen of vers bloedplasma en immunoglobulinen die zijn geëxtraheerd van patiënten die zijn hersteld van COVID -19, nuttig kunnen zijn om de immuunrespons van gezonde patiënten te verhogen of de symptomen bij geïnfecteerden te verminderen. Dit bouwt voort op enkele eerdere ervaringen met ebola en op het bestrijden van waterpokken.

Gedurende de maand april bevorderen bedrijven in de Verenigde Staten en Europa de verzameling van plasma van patiënten die zijn hersteld van COVID -19, rijk aan antilichamen. Ze hopen na juli 2020 de eerste immunoglobuline-gebaseerde therapie tegen SARS-CoV-2 te krijgen.

T imerally, Verenigde Staten toestemming gegeven voor de transfusie van plasma van herstelde patiënten naar zeer ernstige patiënten, als een extreme maatregel om hun leven te redden door hun immuunsysteem te overprikkelen.

**Gebruik van interferonen, monoklonale antilichamen en intraveneuze immunoglobulinen.**

Interferonen worden getest en toegepast bij de behandeling van COVID-19 als een manier om het lichaam snel te stimuleren om te reageren op infecties door virussen zoals SARS-CoV-2. Monoklonale antilichamen worden al jaren gebruikt bij de behandeling van kanker en kwamen onlangs aan het licht als een effectieve manier om ebola te bestrijden.

Italiaanse wetenschappers onderzoeken hoe specifieke monoklonale antilichamen tegen SARS-CoV-2 kunnen worden verkregen, waarvoor een kortere tijd nodig is dan de ontwikkeling van een vaccin. Hiervoor worden B-cellen gebruikt van patiënten die hersteld zijn van de ziekte.

Van hun kant zijn intraveneuze immunoglobulinen nuttig geweest om infecties te bestrijden bij patiënten met septische shock of sepsis en nu wordt onderzocht hoe ze specifiek kunnen worden gebruikt om SARS-CoV-2 aan te vallen.

De Verenigde Staten hebben dit onderzoek goedgekeurd en werken samen met enkele Europese bedrijven om herstellend plasma, rijk aan antilichamen, te produceren van patiënten die zijn hersteld van COVID-19.

**Troponinen, enzymen, endotheelschade, hartschade en acuut myocardinfarct.**

Bij oudere COVID-19-patiënten met een onderliggende hart- en vaatziekte bleken deze tekenen van verhoogde schade aan hartweefsel te vertonen die tot acute myocardiale schade zouden kunnen leiden.

Cytokine-storm veroorzaakt door longinfectie veroorzaakte in veel gevallen de dood door fulminante myocarditis. Van COVID-19 is ook gevonden dat het verhoogde spanning in de weefsels van het hart veroorzaakt door de daling van het zuurstofgehalte in het bloed als gevolg van de betrokkenheid van de longen.

**Prioriteit van de bescherming van het personeel vóór een cardiorespiratoire arrestatie.**

Gezondheidspersoneel buiten het gezondheidscentrum, zoals ambulances en soortgelijke diensten, moet worden beschermd met individuele beschermende pakken voordat ze naar een vermoedelijke of bevestigde COVID-19-patiënt gaan die lijdt aan een cardiorespiratoire arrestatie (PCR).

Alle reanimatieprocedures moeten worden vermeden als het personeel niet over de basis persoonlijke beschermingsmiddelen beschikt, zoals een masker, een veiligheidsbril, handschoenen en een jurk. Het oefenen van het controleren van de adem van de patiënt of het toepassen van mond-op-mond-ademhaling moet te allen tijde worden vermeden. Het gebruik van een defibrillator kan de patiënt snel reanimeren en voorkomen dat borstcompressies en mond-op-mond-beademing worden toegepast. Als dit niet gebeurt, moet u zich beperken tot het toepassen van alleen borstcompressie.

In ziekenhuisomgevingen moet zorgpersoneel alle COVID - 19- instrumenten voorbesmettingsbeschermingggebruikenenzo snel mogelijk orotracheale intubatie toedienen tijdens het uitvoeren van borstcompressies of het aanbrengen van een defibrillator.

**Verbeter de lucht werklozen: larynxmaskers en intubatie in d otraqueal.**

Patiënten met COVID -19 die ademhalingsondersteuning door PCR nodig hebben, kunnen medisch personeel infecteren door mond-op-mond-beademing, tracheale intubatie, tracheostomie, niet-invasieve beademing of beademing met zakmasker te ontvangen.

Als een larynxmasker wordt gebruikt, moet er een filter op worden aangebracht om te voorkomen dat de ademhalingsdruppeltjes van de patiënt in de lucht ontsnappen. Zo snel mogelijk moet ademhalingshulp worden gegeven met endotracheale intubatie, waarbij te allen tijde moet worden geprobeerd persoonlijke beschermingsmiddelen te dragen, zoals een masker, gelaatsscherm, handschoenen en een volledige japon.

**Bij reanimatie van het hart: defibrillatie, pronatie techniek van hartmassage, medicatie.**

Hoge besmettelijkheid van l naar COVID -19 gedwongen om de voor de reanimatie van manieren wijzigen patiënten met een hartstilstand, met het oog op de gezondheid van werknemers te beschermen.

Reanimatieprocedures die buiten het ziekenhuis worden uitgevoerd, moeten zoveel mogelijk gebaseerd zijn op het gebruik van automatische externe defibrillatoren (AED's), in plaats van traditionele hartmassage of handmatige compressietechnieken. Dit vergroot de mogelijkheid dat de patiënt reageert en vermijdt meer fysiek contact te onderhouden.

Van de procedures die worden gebruikt om de ademhaling van patiënten met acuut ademhalingsfalen te ondersteunen, valt de buikligging op. Dit verlicht de druk op de longen en helpt het zuurstofniveau in het bloed te verhogen, waardoor de noodzaak om de patiënt te intuberen wordt verminderd.

In veel gevallen van ernstig zieke patiënten door COVID -19leed ademhalingsstilstand, terwijl in pronatie, heeft een soortgelijke techniek toegepast op die gebruikt wordt voor de reanimatie van zuigelingen baby's.

In dit geval wordt een hard oppervlak onder de borst van de patiënt geplaatst terwijl er snelle druk of een reeks slagen op zijn rug wordt uitgeoefend, om borstcompressie te bereiken die het hart helpt om uit de aritmie te komen of zijn hartslag te herwinnen.

Medicatie van een patiënt met COVID-19 die een cardiopulmonale reanimatie heeft ondergaan, is een gevoelig onderwerp. Sommige patiënten wordenexperimenteel behandeld met chloroquine en dergelijke hebben hartritmestoornissen opgelopen, dus als ze een PCR ondergaan, wordt het niet aanbevolen om dit geneesmiddel te blijven gebruiken om verdere schade te voorkomen.

Tot dusver zijn clinici het eens geworden over het belang van COVID-19-patiënten met hartproblemen die medicijnenblijven krijgen voor deze aandoeningen om de kans op toenemende schade aan het hart en de bloedvaten te verkleinen.

**Vóór hartschade: echocardiogram, interventionele coronaire angiografie en trombolyse.**

Een van de lessen die is getrokken uit de COVID-19-pandemie is dat patiënten met eerdere onderliggende aandoeningen zoals hypertensie of acuut coronair syndroom (ACS) een hoog risico lopen op ernstige complicaties en zelfs de dood.

Dit heeft gezondheidswerkers ertoe gedwongen de protocollen voor de zorg van coronaire patiënten die getroffen zijn door COVID-19 te heroverwegen.

Een groot percentage van de ernstige gevallen van deze ziekte is gerelateerd aan patiënten met hartaandoeningen, die gewoonlijk een verhoging van troponinen hebben van 8 tot 12%.

Ze lopen ook het risico om myocarditis te ontwikkelen.

Om deze reden moeten gezondheidsdiensten prioriteit geven aan het gebruik van niet-invasieve procedures bij het klinisch evalueren van een patiënt met risico op ACS of hartbeschadiging die wordt getroffen door COVID-19.

Voorzichtigheid is geboden bij de beslissing om interventionele coronaire angiografie of een invasieve procedure uit te voeren, en deskundigen raden aan deze alleen uit te voeren als een hoog risico op ACS of herhaling van ischemie wordt vermoed, zelfs wanneer behandeling wordt toegepast.

Het belangrijkste en aanbevolen is echter om dit type procedure alleen uit te voeren als de patiënt met COVID-19 een goede prognose heeft in zijn infectieuze beeld.

**Helpt het immunomodulerende effect van statines: propolis, homeopathische druppels en levamisol.**

Een voorgestelde strategie in de strijd tegen COVID-19 is het toepassen van ontstekingsremmende geneesmiddelen samen met stimulerende middelen van het immuunsysteem of immunostimulatoren. Het anthelminticum levamisol is hiervoor overwogen vanwege zijn immunomodulerende eigenschappen, die helpen het aantal lymfocyten te vergroten en het afweervermogen van het lichaam te versterken.

Het kan ook binden aan het papaïne-achtige protease (PL-pro) dat aanwezig is op het oppervlak van SARS-CoV-2 en het vermogen ervan om menselijke cellen te infecteren verminderen. Er zijn ook voorstellen om natuurlijke producten te gebruiken, zoals propolis, geproduceerd door bijen, dat veel ijzer, aluminium en antiseptische stoffen bevat.

Daarbij komt nog het gebruik van homeopathische kruidendruppels waarvan eeuwenlang is aangetoond dat ze eigenschappen hebben die het immuunsysteem helpen. Deze therapieën worden echter als alternatieven beschouwd en vallen de COVID-19-infectie niet rechtstreeks aan, maar helpen het lichaam alleen om een grotere weerstand tegen ziekten in het algemeen te krijgen.

**Verhoog de afweer: vitamine D, B-complex serums en vitamine C-overdosis.**

Hoewel er geen directe relatie is gevonden tussen vitamine-inname en bescherming tegen SARS-CoV-2-infectie, suggereren sommige onderzoeken dat een hoge dosis vitamine D-therapie de infectiesnelheid bij volwassenen kan helpen verminderen. jong en oud.

Dit is gebaseerd op studies die zijn gedaan naar de incidentie van gevallen in landen met minder of meer blootstelling aan zonlicht, waaruit bleek dat tropische landen een veel lagere besmettingsgraad vertonen dan landen op het noordelijk halfrond.

De consumptie van vitamine C- of B-complex lijkt niet vaker voor te komen bij de behandeling van COVID -19, hoewel de consumptie ervan wordt aanbevolen om een gezond immuunsysteem te behouden.

**Effectieve vaccins zijn mogelijk beschikbaar in minder dan 2 jaar.**

Deskundigen van over de hele wereld verzekeren dat SARS-CoV-2 niet volledig kan worden uitgeroeid, dus is het dringend noodzakelijk om een vaccin te maken om de bevolking te beschermen. In januari 2020 werd het genoom van het SARS-CoV-2-coronavirus, verantwoordelijk voorCOVID- 19, verspreid en werden de eerste experimenten gestart om een vaccin tegen deze ziekte te creëren.

Meer dan 25 bedrijven en laboratoria over de hele wereld werken aan de ontwikkeling van een effectief vaccin tegen COVID-19, met steun van overheden en publieke en private instellingen. Naar schatting kan het eerste vaccin over ongeveer 18 maanden klaar zijn, dat wil zeggen voor de tweede helft van 2020.

Dankzij internationale samenwerking is dit tijdsbestek veel korter dan normaal vereist is in een nieuw vaccin, waarvoor mogelijk tot 10 jaar onderzoek en testen nodig is.

## Heeft het invloed op zwangerschap, bevalling en de pasgeborene?

Studies in Wuhan, China van met COVID-19 geïnfecteerde zwangere vrouwen vonden geen tekenen van overdracht van het virus van moeder op foetus tijdens de zwangerschap. Dit houdt in dat de vorming van de foetus niet wordt beïnvloed door SARS-CoV-2, en er is ook geen direct risico dat de pasgeborene via de baarmoeder de infectie oploopt. Als er echter sterfgevallen waren van zwangere vrouwen die, voordat ze COVID-19 kregen, al complicaties van de zwangerschap hadden ontwikkeld, zoals zwangerschapsdiabetes of hoge bloeddruk.

Er zijn ook gevallen van besmetting gemeld bij zuigelingen jonger dan 1 jaar, die in sommige gevallen ernstige symptomen ontwikkelden. Bij zwangere vrouwen met milde of asymptomatische symptomen kon de bevalling normaal worden uitgevoerd, maar degenen met ademhalingscomplicaties moesten een keizersnede ondergaan om risico's voor het leven van de moeder en het kind te vermijden.

## Zullen geïnfecteerde kinderen psychomotorische en mentale ontwikkelingsproblemen hebben?

Tot nu toe is niet bekend of COVID-19 op lange termijn gevolgen heeft voor de intellectuele en psychomotorische ontwikkeling van geïnfecteerde kinderen, hoewel er verschillende onderzoeken lopen naar dit onderwerp.

Van COVID-19 is bekend dat het enkele neurologische complicaties heeft, zoals smaak- en reukverlies, die gewoonlijk 2 tot 4 weken na beëindiging van de infectie herstellen. Tot 36% van de geïnfecteerden vertoont dit verlies van smaak en geur of een andere neurologische manifestatie zoals duizeligheid en hoofdpijn. In ernstige gevallen is melding gemaakt van onvrijwillig verlies van ademcontrole.

**Zijn herstelde patiënten immuun voor SARS-CoV-2?**

Ziekenhuizen in China en Zuid-Korea die op het hoogtepunt van de pandemie zorgden voor patiënten met COVID-19, meldden gevallen van herinfectie bij ontslagen patiënten.

Momenteel lopen er verschillende onderzoeken die erop lijken te wijzen dat het menselijk lichaam geen volledige immuniteit tegen COVID-19 ontwikkelt, dus is het aanbevolen dat herstelde patiënten de hygiënische maatregelen van hygiëne en preventie van besmetting volgen, vooral als ze contact onderhouden met zieke mensen thuis.

**Kunnen herstelde patiënten stoppen met isoleren en maskers dragen?**

Vanwege de mogelijkheid dat herstelde patiënten mogelijk opnieuw worden besmet met COVID-19, heeft de WHO aanbevolen dat de ontslagen patiënten preventieve maatregelen tegen besmetting blijven toepassen. Dit omvat het dragen van maskers en handschoenen bij het naar buiten gaan en het handhaven van de aanbevolen sociale afstand tot de rest van de bevolking.

Bovendien is gebleken dat sommige patiënten met milde symptomen van COVID-19 tot 8 dagen na het verdwijnen van de symptomen besmettelijk bleven. Om deze reden wordt aan herstelde patiënten geadviseerd om minimaal 14 dagen een sociaal isolement en voorzorgsmaatregelen te nemen, vooral als ze een huis delen met niet-geïnfecteerde mensen.

**Laat functionele restverschijnselen of longfibrose achter bij herstelde patiënten.**

Onderzoeken die met COVID-19 aan de longen van ernstige of overleden patiënten zijn uitgevoerd, tonen ernstige schade aan de longvaten, bronchiën en bronchiolen aan als gevolg van de ziekte. De COVID-19 eerste vernietigt de haarcellen van de pulmonaire epitheel, die verantwoordelijk is voor "vegen" bacteriën, stof en dode cellen van de longen. Dit veroorzaakt een ernstige ophoping van slijm en vloeistof erin.

In ernstige en dodelijke gevallen werd vastgesteld dat patiënten tot 70% van hun ademhalingscapaciteit verloren door de vorming van plaques die "ondoorzichtigheid van gemalen glas" worden genoemd en door ontsteking van het longepitheelweefsel.

Er is ook vastgesteld dat hoe langer de longontsteking of longontsteking duurt, hoe groter de permanente schade aan het longweefsel.

## 109. De wereld na COVID-19

Van alle pandemieën die in de moderne tijd zijn geregistreerd, is de ziekte COVID-19 veroorzaakt door het SARS-CoV-2-coronavirus ongetwijfeld de ziekte die de meest diepgaande en uitgebreide sociale structuren op aarde heeft gemarkeerd. De mate van infectie die werd bereikt met COVID-19 was berucht. In april 2020 bereikte het al 2,4 miljoen mensen in 225 landen en gebieden en veroorzaakte het 164.000 doden.

De reactie van regeringen en bevolking op de pandemie veroorzaakte een ingrijpende verandering in het functioneren van de samenleving en de economie en trof meer dan 4,5 miljard mensen. Voor het eerst sinds de middeleeuwse zwarte pest bestelden hele landen de totale quarantaine van hun grote steden, de stopzetting van niet-essentiële commerciële of industriële activiteiten en de toepassing van strikte sanitaire maatregelen voor degenen die moesten gaan eten, voedsel of werk kopen.

Het meest betreurenswaardig was de massale dood van oudere volwassenen in landen als Italië en Spanje, van wie velen in verpleeghuizen, waar ze hoopten rustig het einde van hun leven te bereiken. Medisch personeel werd zwaar geslagen door COVID-19, met duizenden zieke of dode dokters en verpleegsters wereldwijd in slechts enkele maanden.

De pandemie van COVID-19 zal op de lange termijn echter ook positieve veranderingen voor de samenleving teweegbrengen. Voor het eerst sinds de Tweede Wereldoorlog werden de gezondheidstekorten van ontwikkelde landen, die tot dan toe trots waren georganiseerd en efficiënt te zijn op het gebied van gezondheid, aan het licht gebracht.

Dit zal een grondige herziening van hun gezondheidsstelsels dwingen, evenals het functioneren van publieke en private organisaties die het onderzoek naar en de ontwikkeling van behandelingen tegen ziekten moeten waarborgen.

Alle landen moeten responsplannen opstellen voor toekomstige gebeurtenissen van deze omvang, evenals de levering van apparatuur en medicijnen in ziekenhuizen verbeteren en medisch personeel beschermen, het eerste slagveld in de strijd om levens te redden van ziekten en rampen. Veroorzaakt door mens en natuur.

Voor het eerst is er kritiek geuit op het functioneren van onaantastbare instellingen, zoals de Wereldgezondheidsorganisatie (WHO) en de Centers for Disease Control, en wordt opgeroepen tot meer democratie in de besluitvorming daarbinnen. Een andere verandering is te zien in het gedrag van de bevolking, die nu het belang zal inzien van het zorgen voor hygiënevoorschriften om de overdracht van ziekten te voorkomen.

Het lange sociale isolement dat in de grote steden van de wereld wordt toegepast, zal ook de manier van interactie tussen mensen veranderen. In plaats van terug te keren naar de grote menigten die de stedelijke centra hebben gekenmerkt, zullen veel mensen nu voorzichtiger zijn met het risico ziek te worden. Dit zal de incidentie van overdraagbare ziekten zoals griep helpen verminderen, die jaarlijks duizenden slachtoffers over de hele wereld eist en waar niemand op dit moment over praat.

Ook de natuur profiteert van deze situatie. Door de sluiting van grote steden kon de luchtvervuiling binnen enkele dagen worden verlaagd.

In India bijvoorbeeld was de lucht in slechts 15 dagen quarantaine zo schoon dat het Everest-gebergte voor het eerst in meer dan 60 jaar zichtbaar was vanaf honderden kilometers afstand. In Venetië, Italië, werden vissen voor het eerst gezien zwemmen in de kalme wateren van hun kanalen, voor het eerst in decennia schoon van sediment. Dolfijnen en walvissen werden dagelijksgezienin de buurt van Italiaanse en Franse havens, terwijl wilde dieren zoals geiten en wilde zwijnen in volledige rust door de straten van Engelse en Spaanse steden zwierven. Deze pauze in de menselijke activiteit zorgde ervoor dat iedereen de schoonheid van de natuur en het belang van de bescherming van de flora en fauna die we nog hebben, duidelijk maakte.

In ieder geval is het belangrijkste dat het menselijk leven meer gewaardeerd wordt, aangezien deze pandemie duizenden gezinnen heeft getroffen die de ziekte en de dood van hun grootouders, ouders, kinderen en broers en zussen hebben opgelopen. Over een paar maanden zal de hele wereld deze pandemie hebben overwonnen en de lessen die zijn geleerd op wetenschappelijk, sociaal en economisch niveau zullen de mensheid in staat stellen zich voor te bereiden op het voorkomen van een dergelijke situatie, of het effect ervan verminderen als deze zich voordoet.

Ten slotte moet nog worden opgemerkt dat deze publicatie geen ander doel heeft dan als leidraad te dienen voor de huidige toestand van de COVID -19- pandemie en wat er op dit moment over deze ziekte bekend is. De mensheid zal ongetwijfeld wijzer uit deze situatie komen en het blijft alleen maar hopen dat deze les zal dienen om een betere toekomst voor iedereen op te bouwen.

# Epiloog

*Laatste brief aan mijn lezers:*
*E sta is een strijd die we samen gewonnen.*

En zo eindigt deze handleiding, zodat we allemaal het nieuwe coronavirus, de effecten en de gevolgen ervan beter kunnen begrijpen.

Aangezien het een nieuwe en opkomende situatie is, is het mogelijk dat veel van de informatie in deze gids later zal worden bijgewerkt, afhankelijk van de evolutie van de pandemie en de voortgang van de onderzoeken.

De urgentie van het moment en de noodzaak om de huidige technieken te verspreiden om het virus zo snel mogelijk te voorkomen en te beheersen, maken de publicatie van dit werk noodzakelijk en onmisbaar.

Totdat er een vaccin beschikbaar is tegen de COVID-19 de beste manier om te gaan met haar is door middel van samenwerking, zorg en gedeelde ervaring. Hoe meer we weten over het nieuwe coronavirus, hoe gemakkelijker het zal zijn om het te stoppen en hoe minder schade het zal veroorzaken.

Dit is een strijd die nog maar net is begonnen. Er wordt nog veel te leren over de COVID -19 en we nog hebben een lange weg te gaan om hem te verslaan. Ik ben er echter van overtuigd dat we dat zullen doen, zoals we al zo vaak hebben gedaan tegen nog meer dodelijke ziekten.

Deze pandemie is een wereldwijd probleem waarmee dehele mensheid wordt geconfronteerd. Het virus kent geen grenzen en bedreigt ons allemaal gelijk, zonder onderscheid naar nationaliteit, ras, religie of sociale positie.

We leven in een uniek moment van onzekerheid, paniek, angst en angst, wat ons dwingt onszelf opnieuw uit te vinden. Wat de uitkomst van dit verhaal ook is, we zullen niet meer hetzelfde zijn.

Maar zoals elke crisis is het ook een kans. Een kans om beter te worden. Individualisme terzijde schuiven en meer steun geven. Niet proberen om ons alleen en koste wat kost te redden en de ander de hand te reiken. Om het 'ik' te vergeten en het 'wij' te onthouden.

Hoezeer het coronavirus ons ook dwingt tot isolatie en fysieke afstand, we moeten vandaag meer dan ooit verenigd zijn.

Moge dit moment ons helpen om dichter bij onze familie en vrienden te komen. Moge het ons helpen de communicatie met onze kinderen te versterken. Moge het ons leren hoe we onze ouderen kunnen beschermen en hoe we kunnen zorgen voor de gezondheid van ons lichaam en onze planeet.

In deze zin hoop ik dat deze handleiding waardevolle informatie zal opleveren voor de bevolking in het algemeen en voor het gezondheidspersoneel in het bijzonder, en het bewustzijn zal vergroten van het belang van het volgen van preventieve maatregelen om de overdracht ervan te voorkomen.

Volgens deze auteur is het haalbaar dat de crisis in oktober van dit jaar een aanvaardbare controle zal bereiken, waardoor een terugkeer naar de normaliteit op het gebied van werk, studenten en sociale activiteiten in het algemeen mogelijk zal zijn. Hoewel, volgens de perspectieven, en bij gebrek aan specifieke vaccins en behandelingen, zullen mensen tot 2022 ziek blijven.

Alles eindigt door uitputting van gevoelige gevallen. Dit virus zal de mogelijkheden van medische aandacht op alle breedtegraden overtreffen. De wereld is ongetwijfeld een andere, na de pandemie van COVID -19.

Voordat ik besluit, wil ik mijn waardering en bewondering overlaten aan alle collega's die elke dag hun eigen leven riskeren om dat van anderen te redden.

Deze helden, velen van hen anoniem, doen veel moeite om deze nieuwe dreiging te verslaan. Samen maken we het onmogelijke mogelijk.

Ik laat je een knuffel vol hoop achter.

**Dokter Mario Vega Carbó**

**Endocrinoloog**

# Inhoud

Over de auteur ..................................................................... 2
Deel 1 .................................................................................. 5
Inleiding tot volume 1 ......................................................... 6
Deel I. Afweer, luchtwegen en virussen ........................... 12
   1. Soorten immuniteit .................................................... 13
   2. Humorale en cellulaire immuniteit ............................ 15
   3. Actieve en passieve immuniteit ................................. 16
   4. Afweer tegen biologische agentia .............................. 17
   5. Anatomie van de luchtwegen ..................................... 18
   6. Barrières, slijmvliezen en ademhalingsepitheel ......... 19
   7. Acute luchtweginfecties ............................................. 21
   8. Meest voorkomende respiratoire virussen ................. 22
   9. Over - bacteriële infecties ......................................... 24
   10. Complicaties van de bovenste en onderste luchtwegen ........................................................................... 25
Deel II. Virologie, coronavirus en COVID -19 .................. 27
   11. Typen en kenmerken van niet-respiratoire virussen 28
   12. Griep en virussen agressiever voor de luchtwegen .. 30
   13. Coronavirus: typen, hun vorm en structuur .............. 32
   14. Classificatie van coronavirussen .............................. 33
   15. Door dieren overgedragen coronavirussen ............... 34
   16. Weerstand in verschillende omgevingen .................. 36
   17. Verschillen tussen COVID -19 en eerdere coronavirussen ................................................................. 37

18. Virulentie van SARS-CoV-2 .................................... 38

19. Immuniteit l tot COVID -19 .................................. 39

Deel III. Risico's en overdracht tussen mensen ................. 42

20 . Epidemiologische kenmerken .............................. 43

21 . Meest voorkomende transmissieroutes .................. 45

22 . Transmissie door luchtdruppels ............................ 47

23 . Overdracht door indirect contact .......................... 49

24 . Risico's voor nauwere contacten .......................... 50

25 . Medische observatie voor contacten gedurende 14 dagen .................................................................. 51

26. Snijden van de transmissieketting .......................... 52

27 . Risicogroepen die vatbaarder zijn voor besmetting 54

Deel IV. Gevallen, kliniek en mogelijke complicaties ........ 56

28 . Subklinische gevallen ............................................ 57

29. Verdachte gevallen .................................................. 58

30. Bevestigde gevallen ................................................. 59

31. Meest voorkomende symptomen van de ziekte ....... 59

32. Klinische tekenen om op te letten .......................... 60

33. Belangrijke laboratoriumtesten s ........................... 61

34. Röntgenfoto's en tomografie op de borst ............... 65

35. Milde complicaties .................................................. 67

36. Ernstige complicaties ............................................. 67

37. Andere complicaties ............................................... 68

Deel V. Door de gemeenschap verworven longontsteking 70

38. Concepten ............................................................... 71

39. Verschil met nosocomiale longontsteking .............. 71

40. Diagnostische criteria ............................................. 72

41. Causale pathogene bacteriën ...................................... 74
42. Risicofactoren en preventie ....................................... 75
43. Virale longontsteking ............................................. 77
44. Longontsteking door COVID -19 ..................................... 78
45. Verschillen met andere longontstekingen ......................... 79
46. Acuut respiratoir distress-syndroom ............................. 80
47. Ademhalingssepsis en septische shock ............................ 82
48. Extra respiratoire complicaties ................................. 83
49. Meervoudig orgaanfalen ........................................... 83
50. Medische kwijting voor longontsteking ........................... 84

Deel VI. Hoog risico op sterfte ...................................... 85
51. Ouderen .......................................................... 86
52. Rokers ........................................................... 87
53. Alcoholisme ...................................................... 88
54. Bronchiaal astma ................................................. 89
55. Hart- en vaatziekten ............................................. 91
56. Chronische longziekte ............................................ 92
57. Diabetes mellitus ................................................ 92
58. Chronische nierziekte ............................................ 93
59. Hypothyreoïdie ................................................... 94
60. Bijnierinsufficiëntie ............................................ 96
61. Obesitas ......................................................... 97
62. HIV / AIDS ....................................................... 98
63. Kwaadaardige tumoren ............................................. 99
64. Overgeplant ..................................................... 100
65. Steroïde gebruik ................................................ 100

66. Immunosuppressie ................................................. 102
67. Geestelijk ziek en gehandicapt .............................. 102

Deel VII. Wereldwijde en gemeenschapsepidemiologie . 104
68. Epidemieën in de geschiedenis van de mensheid ... 105
69. Eerdere epidemieën van het coronavirus ............... 106
70. Begin, ontwikkeling en einde van de pandemie ..... 106
71. Mogelijkheden van lokale endemen ...................... 108
72. Lokale, nationale en internationale maatregelen .... 109
73. Quarantaine en sociaal isolement .......................... 111
74. Individuele bescherming voor zieken ................... 112
75. Individuele bescherming van uw contacten .......... 114
76. Bescherming van medisch personeel .................... 115
77. Bescherming van verzekeringspersoneel .............. 116
78. Verklaring van stopzetting van de quarantaine ...... 117
79. Verklaring van beëindiging van verzending ......... 118
80. Aangifteplichtige ziekte ........................................ 119

Deel VIII. Preventie van ziekte ....................................... 120
81. Bewaking voor symptoomvrije contacten ............. 121
82. Zorgen voor de patiënt met COVID-19 thuis ........ 121
83. Overdracht van verdachten of zieken .................... 122
84. Gecompliceerde ziekenhuisopname ...................... 123
85. Ziekenhuizen voor kortdurende opname ............... 124
86. Intensieve zorg en beademing ............................... 126
87. Algemene en immunologische ondersteunende maatregelen ................................................................ 127
88. Antivirale middelen, antibiotica en steroïden ........ 128
89. Huidige en toekomstige vaccins ............................ 131

90. Chronisch slechte controle ...................................... 132

91. Vitaminen en voeding ............................................. 133

92. Beheer van sociale en individuele stress ................ 134

93. Natuurlijke en traditionele behandelingen ............ 137

Deel IX. Individuele en collectieve voorzorg .................. 139

94. Zorg voor het weer ................................................. 140

95. Gebruik en hetzelfde m tot mascara ...................... 141

96. Handen wassen ....................................................... 143

97. Alcohol en antibacterieel ....................................... 144

98. Levensstijl, lichaamsbeweging en mentale gezondheid ...................................................................... 146

99. Ventilatie van huizen en kamers ........................... 148

100. Zorg in quarantaine .............................................. 148

101. Bejaardentehuizen en gehandicapten .................. 149

102. Markten en supermarkten .................................... 150

103. Restaurants en eetzalen ....................................... 151

104 . Bioscopen en theaters ......................................... 152

105 . Liften en trappen ................................................. 152

106. Openbaar en particulier vervoer .......................... 153

107. Vluchten en luchthavens ...................................... 154

108. Havens en cruises ................................................. 155

109. Scholen en universiteiten .................................... 155

Deel X. Samenvatting van feiten en klinische controverses ...................................................................... 157

Deel 2 ................................................................................. 178

Nieuwe Coronavirus Handleiding .................................. 179

Achtergrond en tijdlijn van de pandemie ...................... 180

Deel I. Afweer, luchtwegen en virussen ............................ 187
   1. Soorten immuniteit .................................................... 189
   2. Humorale en cellulaire immuniteit ............................ 190
   3. Actieve en passieve immuniteit ................................ 191
   4. Afweer tegen biologische agentia ............................. 192
   5. Anatomie van de luchtwegen ................................... 194
   6. Barrières, slijmvliezen en ademhalingsepitheel ....... 195
   7. Acute en luchtweginfecties ....................................... 196
   8. Meest voorkomende respiratoire virussen ................ 197
   9. Bacteriële superinfecties .......................................... 199
   10. Complicaties van de bovenste en onderste luchtwegen
   ................................................................................... 199

Deel II. Virologie, coronavirus en COVID -19 ................ 202
   11. Typen en kenmerken van niet-respiratoire virussen
   ................................................................................... 203
   12. Griep en virussen agressiever voor de luchtwegen 204
   13. Coronavirus: typen, hun vorm en structuur ............ 205
   14. Classificatie van coronavirussen ............................ 206
   15. Door dieren overgedragen coronavirussen ............. 208
   16. Weerstand in verschillende omgevingen ................ 209
   17. Verschillen tussen COVID -19 en eerdere
   coronavirussen ............................................................. 210
   18. Virulentie van 1 tot COVID -19 ............................. 211
   19. Immuniteit 1 tot COVID -19 .................................. 213

Deel III. Risico en overdracht tussen mensen ................... 215
   20. Epidemiologische kenmerken ................................ 217
   21. Meest voorkomende transmissieroutes ................... 219

22. Transmissie door luchtdruppels ........................... 220

23. Verzending door direct contact ............................ 220

24. Risico's voor nauwere contacten .......................... 221

25. Medische observatie van contacten gedurende 14 dagen ................................................................ 222

26. Snijden van de transmissieketting ....................... 223

27. Risicogroepen die vatbaarder zijn voor besmetting ........................................................................ 225

Deel IV. Gevallen, kliniek en mogelijke complicaties ..... 227

28. Subklinische gevallen ........................................... 228

29. Verdachte gevallen ............................................... 229

30. Bevestigde gevallen .............................................. 229

31. Meest voorkomende symptomen van de ziekte ..... 231

32. Klinische tekenen om op te letten ........................ 233

33. Belangrijke laboratoriumtests ............................... 233

34. Röntgenfoto's en tomografie op de borst .............. 234

35. Milde complicaties ............................................... 236

36. Ernstige complicaties ............................................ 237

37. Andere complicaties ............................................. 239

Deel V. Door de gemeenschap verworven longontsteking ........................................................................ 240

38. Concepten ............................................................ 242

39. Verschil met nosocomiale longontsteking ............ 243

40. Diagnostische criteria .......................................... 244

41. Causale pathogene bacteriën ................................ 245

42. Risicofactoren en preventie .................................. 246

43. Virale longontsteking ........................................... 248

44. Longontsteking door COVID -19 ..........................250
45. Verschillen met andere longontstekingen ..............250
46. Ernstig acuut ademhalingssyndroom .....................251
47. Ademhalingssepsis en septische shock .................252
48. Extra respiratoire complicaties..............................253
49. Meervoudig orgaanfalen ........................................253
50. Medische kwijting voor longontsteking.................254

Deel VI. Hoog risico op sterfte ........................................256
51. Hart- en vaatziekten ...............................................257
52. Ouderen ..................................................................258
53. Rokers.....................................................................259
54. Alcoholisme ...........................................................260
55. Bronchiaal astma ....................................................261
56. Chronische longziekte ............................................262
57. Diabetes mellitus....................................................263
58. Obesitas ..................................................................264
59. Hypothyreoïdie.......................................................266
60. Bijnierinsufficiëntie................................................267
61. Chronische nierziekte.............................................268
62. HIV / AIDS ............................................................270
63. Overgeplant............................................................271
64. Gebruik van steroïden ............................................272
65. Immunosuppressie..................................................273
66. Geestelijk ziek en gehandicapt...............................274

Deel VII. Wereldwijde en gemeenschapsepidemiologie .276
67. Epidemieën in de geschiedenis van de mensheid...277

68. Eerdere epidemieën van het coronavirus ...............280
69. Begin, ontwikkeling en einde van de pandemie.....282
70. Mogelijkheden van lokale endemen........................283
71. Lokale, nationale en internationale maatregelen....284
72. Quarantaine en sociaal isolement............................285
73. Individuele bescherming voor de zieken................287
74. Individuele bescherming van uw contacten...........289
75. Bescherming van medisch personeel .....................290
76. Bescherming van verzekeringspersoneel...............293
77. Verklaring van stopzetting van de quarantaine......294
78. Verklaring van stopzetting van de verzending.......295
79. Aangifteplichtige ziekte .........................................295

Deel VIII. Preventie van ziekte......................................297
80. Toezicht op symptoomvrije contacten ...................298
81. Thuis zorgen voor de patiënt met COVID -19.......299
82. Overdracht van verdachten of patiënten.................301
83. Gecompliceerde ziekenhuisopname.......................303
84. Conjuncturele ziekenhuiscentra .............................304
85. Intensieve zorg en beademing................................305
86. Algemene enimmunologische ondersteunendemaatregelen ......................................306
87. Antivirale middelen, antibiotica en steroïden ........307
88. Huidige en toekomstige vaccins.............................309
89. Controle van chronische patiënten .........................311
90. Vitaminen en voeding ............................................312
91. Beheer van sociale en individuele stress................314
92. Natuurlijke en traditionele behandelingen .............316

Deel IX. Individuele en collectieve voorzorg .................. 318

   93. Weerzorg ............................................................... 319

   94. Gebruik en type maskers ....................................... 320

   95. Handwas ............................................................... 322

   96. Alcohol en antibacterieel ...................................... 323

   97. Levensstijl, lichaamsbeweging en geestelijke gezondheid ................................................................. 324

   98. Ventilatie van huizen en kamers ........................... 325

   99. Bejaardentehuizen en gehandicapten .................... 327

   100. Markten en supermarkten .................................. 328

   101. Restaurants en eetzalen ..................................... 330

   102. Bioscopen en theaters ........................................ 330

   103. Liften en trappen ............................................... 331

   104. Openbaar en particulier vervoer ......................... 332

   105. Vluchten en luchthavens .................................... 333

   106. Havens en cruises .............................................. 335

   107. Scholen en universiteiten .................................. 336

Deel X. Samenvatting van feiten en klinische controverses ............................................................................. 339

   108. Uitleg over COVID -19 ...................................... 340

   109. De wereld na COVID -19 ................................... 368

Epiloog ........................................................................ 372

Inhoud ......................................................................... 376

Bibliografische referenties .......................................... 387

Over de auteur ............................................................ 391

Andere boeken ............................................................ 391

Online aanwezigheid: .................................................. 392

Synopsis ...................................................................393

# Bibliografische referenties

1. "Gevallen van longontsteking in het Chinese Wuhan kunnen te wijten zijn aan een nieuw type virus: WHO". *YouTube*. Ontvangen op 29 maart 2020.
2. "Novel Coronavirus - Thailand (ex-China)". *WIE*. 14 januari 2020. Ontvangen op 29 maart 2020.
3. "Algemene cursus immunologie". *Universiteit van Granada*. Afdeling Microbiologie. Ontvangen op 30 maart 2020.
4. "Immuunsysteem: cellulaire immuniteit en humorale immuniteit". *Mijn immuunsysteem*. Ontvangen op 29 maart 2020.
5. "Immuniteit tegen infectieuze agentia". Pagina 99.J. Chabalgoity, M. Pereira, A. Rial (2008).
6. "Belangrijke kenmerken en lessen van de uitbraak van coronavirusziekte 2019 (COVID-19) in China". *Stichting Femeba*. Samenvatting van het CDC-rapport van de Volksrepubliek China over 72.314 gevallen. Ontvangen 1 april 2020.
7. "Wijzen van overdracht van virussen die COVID-19 veroorzaken: implicaties voor IPC-voorzorgsaanbevelingen". *WorldHealthOrganisation*. Studie gepubliceerd op 27 maart 2020. Ontvangen op 2 april 2020.
8. "Ernstige resultaten bij patiënten met coronavirusziekte 2019 (COVID-19)". *CDC*. Maart 2020 Opgehaald op 28 maart 2020.

9. "Klinisch bewijs ondersteunt geen behandeling met corticosteroïden voor 2019-nCoV-longletsel". *The Lancet.* Russell CD, Millar JE, Baillie JK. 7 februari 2020.

10. "COVID -19 behandeling voor u en het huis". *Mayo Clinic*. Ontvangen 10 april 2020.

11. "Niet-specifieke (heterologe) bescherming van neonatale BCG-vaccinatie tegen ziekenhuisopname als gevolg van luchtweginfectie en sepsis". María José de Castro, Jacobo Pardo-Seco en Federico Martinón-Torres. *US National Library of Medicine*. Gepubliceerd op 1 juni 2015.

12. "Gevallen van longontsteking in het Chinese Wuhan kunnen te wijten zijn aan een nieuw type virus: WHO". *YouTube*. Ontvangen op 29 maart 2020.

13. "Novel Coronavirus - Thailand (ex-China)". *WIE*. 14 januari 2020. Ontvangen op 29 maart 2020.

14. "Algemene cursus immunologie". *Universiteit van Granada*. Afdeling Microbiologie. Ontvangen op 30 maart 2020.

15. "Immuunsysteem: cellulaire immuniteit en humorale immuniteit". *Mijn immuunsysteem*. Ontvangen op 29 maart 2020.

16. "Immuniteit tegen infectieuze agentia". Pagina 99.J. Chabalgoity, M. Pereira, A. Rial (2008).

17. "Kenmerken en belangrijke lessen van de uitbraak van coronavirusziekte 2019 (COVID -19) in China". *Stichting Femeba*. Samenvatting van het CDC-rapport van de Volksrepubliek China over 72.314 gevallen. Ontvangen 1 april 2020.

18. "Wijzen van overdracht van virussen die COVID -19 veroorzaken: implicaties voor IPC-voorzorgsaanbevelingen". *WorldHealthOrganisation*. Studie gepubliceerd op 27 maart 2020. Ontvangen op 2 april 2020.

19. "Ernstige resultaten bij patiënten met coronavirusziekte 2019 (COVID -19)". *CDC*. Maart 2020. Ontvangen op 28 maart 2020.

20. "Klinisch bewijs ondersteunt geen behandeling met corticosteroïden voor 2019-nCoV-longletsel". *The Lancet*. Russell CD, Millar JE, Baillie JK. 7 februari 2020.

21. "COVID -19 Behandeling voor u en het huis". *Mayo Clinic*. Ontvangen 10 april 2020.

22. "Niet-specifieke (heterologe) bescherming van neonatale BCG-vaccinatie tegen ziekenhuisopname als gevolg van luchtweginfectie en sepsis". María José de Castro, Jacobo Pardo-Seco en Federico Martinón-Torres. *US National Library of Medicine*. Gepubliceerd op 1 juni 2015.

**Copyright © 2021 Mario Vega Carbó**

Alle rechten voorbehouden.

# Over de auteur

- Cubaanse arts studeerde in 1994 af.
- Specialist in endocrinologie en huisartsgeneeskunde.
- Meester in levensduur en echografie.
- Hoogleraar medische pathofysiologie.
- Liefhebber van goed doen, familie en natuur.

# Andere boeken

1. Een weddenschap op natuurlijke endocrinologie.
2. Ik beantwoord 1.500 vragen over: Hormonen, stofwisseling en voeding.
3. Waar hormoon regeert ... fictie op basis van klinische gevallen.
4. SOS Hormonale gifstoffen.
5. Onthulling van mythen: metabolisme, endocrinologie en reproductie.
6. Hormonen, klieren en endocriene ziekten. Zijn geschiedenis.
7. Koffie, tabak en alcohol: de stofwisselings- en hormonale aandoeningen.
8. Endocriene waarschuwingen.
9. Nieuwe Coronavirus Handleiding.

# Online aanwezigheid:

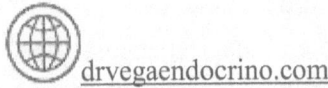 drvegaendocrino.com

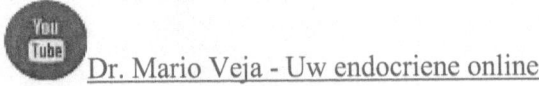 Dr. Mario Veja - Uw endocriene online

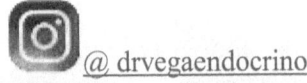 @ drvegaendocrino

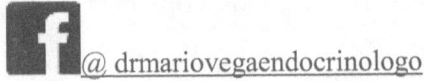 @ drmariovegaendocrinologo

# Synopsis

We leven in een tijd die gemarkeerd zal zijn in de geschiedenis. Tot een paar maanden geleden had bijna niemand van het nieuwe coronavirus gehoord en vandaag stortte de impact ervan de wereld in een ongekende wereldwijde en sociale crisis.

Aangezien er tot nu toe geen concrete remedie is, is de beste manier om ermee om te gaan via kennis, onderzoek en de verspreiding van bewezen technieken om dit te beheersen en te voorkomen.

In dit kader presenteert Dr. Mario Vega Carbó een nieuw boek waarin hij de wereld van virale ziekten volledig onderzoekt.

Daarin analyseert hij de geschiedenis en kenmerken van het nieuwe coronavirus, de manier waarop het wordt overgedragen, de meest voorkomende symptomen en de complicaties die het veroorzaakt in het menselijk lichaam.

Het gaat ook in op de groepen met het hoogste risico, de preventieve en beschermende maatregelen die moeten worden genomen en de soorten behandelingen die beschikbaar zijn.

Door de tijden is het voor iedereen een essentiële leeshandleiding.

www.ingramcontent.com/pod-product-compliance
Lightning Source LLC
Chambersburg PA
CBHW031605210526
45464CB00004B/1438